Rebecca Klein

Signalwege von CYR61 im Endometrium

Rebecca Klein

Signalwege von CYR61 im Endometrium

Durch 17β-Östradiol und EGF regulierte Signalwege des pro-angiogenen Faktors CYR61 in endometrialen Zellen

Südwestdeutscher Verlag für Hochschulschriften

Impressum/Imprint (nur für Deutschland/only for Germany)
Bibliografische Information der Deutschen Nationalbibliothek: Die Deutsche Nationalbibliothek verzeichnet diese Publikation in der Deutschen Nationalbibliografie; detaillierte bibliografische Daten sind im Internet über http://dnb.d-nb.de abrufbar.
Alle in diesem Buch genannten Marken und Produktnamen unterliegen warenzeichen-, marken- oder patentrechtlichem Schutz bzw. sind Warenzeichen oder eingetragene Warenzeichen der jeweiligen Inhaber. Die Wiedergabe von Marken, Produktnamen, Gebrauchsnamen, Handelsnamen, Warenbezeichnungen u.s.w. in diesem Werk berechtigt auch ohne besondere Kennzeichnung nicht zu der Annahme, dass solche Namen im Sinne der Warenzeichen- und Markenschutzgesetzgebung als frei zu betrachten wären und daher von jedermann benutzt werden dürften.

Verlag: Südwestdeutscher Verlag für Hochschulschriften GmbH & Co. KG
Heinrich-Böcking-Str. 6-8, 66121 Saarbrücken, Deutschland
Telefon +49 681 37 20 271-1, Telefax +49 681 37 20 271-0
Email: info@svh-verlag.de

Zugl.: Essen, Universität Duisburg-Essen, Dissertation, 2010

Herstellung in Deutschland:
Schaltungsdienst Lange o.H.G., Berlin
Books on Demand GmbH, Norderstedt
Reha GmbH, Saarbrücken
Amazon Distribution GmbH, Leipzig
ISBN: 978-3-8381-2988-4

Imprint (only for USA, GB)
Bibliographic information published by the Deutsche Nationalbibliothek: The Deutsche Nationalbibliothek lists this publication in the Deutsche Nationalbibliografie; detailed bibliographic data are available in the Internet at http://dnb.d-nb.de.
Any brand names and product names mentioned in this book are subject to trademark, brand or patent protection and are trademarks or registered trademarks of their respective holders. The use of brand names, product names, common names, trade names, product descriptions etc. even without a particular marking in this works is in no way to be construed to mean that such names may be regarded as unrestricted in respect of trademark and brand protection legislation and could thus be used by anyone.

Publisher: Südwestdeutscher Verlag für Hochschulschriften GmbH & Co. KG
Heinrich-Böcking-Str. 6-8, 66121 Saarbrücken, Germany
Phone +49 681 37 20 271-1, Fax +49 681 37 20 271-0
Email: info@svh-verlag.de

Printed in the U.S.A.
Printed in the U.K. by (see last page)
ISBN: 978-3-8381-2988-4

Copyright © 2011 by the author and Südwestdeutscher Verlag für Hochschulschriften GmbH & Co. KG and licensors
All rights reserved. Saarbrücken 2011

Dekan: Herr Univ.-Prof. Dr. med. M. Forsting
1. Gutachter: Frau Univ.-Prof. Dr. rer. nat. E. Winterhager
2. Gutachter: Herr Univ.-Prof. Dr. med. H. A. Baba

Tag der mündlichen Prüfung: 31. Mai 2011

Klein R (16. November, 2007): The pro-angiogenic factor CYR61 is regulated by EGF and estrogen activated pathways in endometrial cells. 6. Forschungstag der Medizinischen Fakultät und der Fachschaft der Studierenden der Universität Duisburg-Essen. (Poster und Vortrag).

Klein R, Winterhager E, Gashaw I (March 14-17, 2008): The pro-angiogenic factor CYR61 is regulated by EGF and estrogen activated pathways in endometrial cells. 103rd Annual Meeting of the Anatomische Gesellschaft, Innsbruck, Austria (Poster).

Gashaw I, Klein R, Winterhager E (2008): EGF regulates the proliferative factor CYR61 via an activation of STAT3 proteins in endometrial cells. Hum. Reprod. 23, 177-78 (Abstract).

Klein R, Stiller S, Gashaw I (2011): Epidermal growth factor upregulates endometrial CYR61 expression via activation of the JAK2/STAT3 pathway. Reprod Fertil Dev. 2011 Nov; http://www.publish.csiro.au/paper/RD10335.htm.

Auszeichnungen

Posterpreis und Vortragspreis (1. Platz) am „6. Forschungstag der Medizinischen Fakultät und der Fachschaft der Studierenden der Universität Duisburg-Essen". 16. November, 2007.

Inhaltverzeichnis

1 Einleitung 7

   1.1 CYR61 7
      1.1.1 Die Bedeutung von CYR61 im Endometrium 7
      1.1.2 Die CCN-Familie und ihre Funktionen 8
      1.1.3 Die Regulation der CYR61 Expression und Aktivität 11

   1.2 17β-Östradiol 12
      1.2.1 17β-Östradiol und seine Funktion 12
      1.2.2 Östrogenrezeptoren und ihr Aufbau 12
      1.2.3 Genomisch vermittelte östrogene Regulation über Östrogenrezeptoren ... 14
      1.2.4 Nicht genomisch vermittelte östrogene Regulation 15

   1.3 EGF 15
      1.3.1 EGF und die EGF-Rezeptoren 15
      1.3.2 Aufbau und Aktivierung der EGF-Rezeptoren 16
      1.3.3 Durch EGF-Rezeptoren aktivierte Signalkaskaden 18
      1.3.4 Signal transducers and activators of transcription (STATs) 20

   1.4 Interaktion der durch 17β-Östradiol und EGF aktivierten Signalwege 23

2 Zielsetzung der Arbeit 25

3 Material und Methoden 26

   3.1 Zellbiologische Methoden 26
      3.1.1 Vorbereiten der Zelllinien 26
      3.1.2 Charakterisierung der HES-Zelllinie 27
      3.1.3 Zellkultivierung und Zellkulturmedien 27
      3.1.4 Versuchsvorbereitung 29
      3.1.5 Behandlung der HES-Zellen mit 17β-Östradiol und EGF 29
      3.1.6 Behandlung der HES-Zellen mit Inhibitoren 29
      3.1.7 Untersuchungen zum Wachstum der HES-Zellen 30

Inhaltsverzeichnis

3.2 Molekularbiologische Methoden 32
    3.2.1 RNA-Isolierung 32
    3.2.2 DNase-Verdau 32
    3.2.3 Reverse Transkription 32
    3.2.4 Semiquantitative PCR 33
    3.2.5 Quantitative PCR 35

3.3 Immunzytochemische Untersuchungen 37
    3.3.1 Vorbereiten der HES-Zellen für die Immunzytochemie 37
    3.3.2 Durchführung der Immunzytochemie 37

3.4 Statistische Auswertung 40

4 Ergebnisse 41

4.1 Lokalisierung der Östrogen- und EGF-Rezeptoren 41

4.2 Effekte von 17β-Östradiol und EGF auf die Proliferation der HES-Zellen 43

4.3 Effekte von 17β-Östradiol und EGF auf die CYR61 mRNA-Expression 46

4.4 Östrogenrezeptor-vermittelte CYR61 Regulation 47

4.5 Expression von GPR30 in endometrialen HES-Zellen 49

4.6 Regulation der CYR61 mRNA-Expression durch Inhibition des EGF Rezeptors 50

4.7 Durch EGF regulierte Signalkaskaden 54
    4.7.1 Inhibition des MAP-Kinase-Signalweges 54
    4.7.2 Involvierung des JAK2-STAT3-Signalweges 56

Inhaltsverzeichnis

5 Diskussion ... 60

5.1 Verhalten des Zellwachstums ... 60
5.1.1 Verwendete Konzentrationen der Mediatoren 17β-Östradiol und EGF ... 60
5.1.2 Effekte von 17β-Östradiol und EGF auf die Zellproliferation ... 61

5.2 Regulation der CYR61 mRNA-Expression über 17β-Östradiol ... 62

5.3 Regulation der CYR61 mRNA-Expression über EGF ... 64

5.4 Regulation der CYR61 mRNA-Expression über den EGF-Rezeptor ... 64
5.4.1 Internalisierung des EGF-Rezeptors unter EGF-Behandlung ... 64
5.4.2 Involvierung des EGF-Rezeptors bei der CYR61 mRNA-Expression ... 65
5.4.3 Involvierung des ErbB2-Rezeptors bei der CYR61 mRNA-Expression ... 66

5.5 Regulation der CYR61 mRNA-Expression über den MAPK-Signalweg ... 67

5.6 Regulation der CYR61 mRNA-Expression über STAT3 ... 70
5.6.1 Involvierung des JAK2-STAT3-Signalweges bei der CYR61 mRNA-Expression ... 70
5.6.2 Regulation von STAT3 via des ErbB2-Rezeptors ... 72
5.6.3 Interaktionen des STAT3-Proteins mit dem MAPK-Signalweg ... 73

5.7 Regulation der CYR61 mRNA-Expression durch die kombinierte Applikation von 17β-Östradiol und EGF ... 73

5.8 Zusammenfassende Darstellung der CYR61-Regulation ... 75

5.9 Klinische Zusammenhänge ... 77

Inhaltsverzeichnis

6 Zusammenfassung 79

7 Literaturverzeichnis 80

8 Anhang 91

    Abbildungsverzeichnis 91

    Abkürzungsverzeichnis 93

    Tabellenverzeichnis 96

Danksagung 97

1 Einleitung

1.1 CYR61

Beim Cystein-reichen Protein 61 (Cysteine Rich Protein 61) CYR61 handelt es sich um einen pro-angiogenen Faktor, der eine wesentliche Rolle sowohl in der Angiogenese als auch der Tumorgenese spielt. Eine Induktion ist durch zahlreiche Zytokine und Wachstumsfaktoren, unter anderem durch EGF, sowie dem Steroidhormon Östrogen, möglich (Absenger et al., 2004; Gashaw et al., 2008b).

1.1.1 Die Bedeutung von CYR61 im Endometrium

Im humanen Endometrium wird CYR61 hauptsächlich in den Epithelzellen der Ovarien exprimiert (Gashaw et al., 2008b). Es unterliegt der zyklischen Regulation mit einer erhöhten Expression in der Proliferationsphase im Vergleich zur Sekretionsphase (Absenger et al., 2004; Gashaw et al., 2008b). Die bereits bekannten Aktionen von CYR61 im Endometrium sind zum Teil konträr dargestellt. CYR61 wurde als ein negativer Regulator des Zellwachstums von endometrialen Karzinomzellen beschrieben (Chien et al., 2004). Eine erhöhte CYR61-Genexpression konnte bei der Endometriose gefunden werden (Absenger et al., 2004). Kürzlich wurde in einer Studie gezeigt, dass CYR61 in weiteren Östrogen-dominierten Erkrankungen der Frau, den Polyzystische Ovarien (PCOS) und den Adenokarzinomen, verstärkt exprimiert wird (MacLaughlan et al., 2007). Dabei wurde eine Korrelation zum Proliferationsmarker Ki67 diskutiert. Zurzeit wird weiterhin der Einfluss von CYR61 auf die Angiogenese in den endometriotischen Läsionen und im Uterus untersucht. So führte eine Induktion der Endometriose in Pavianen zu einer erhöhten Expression des Gens im eutopen Endometrium der Tiere und in den erzeugten Läsionen (Gashaw et al., 2006). Diese Induktion korrelierte mit dem Ausmaß der Angiogenese in den endometriotischen Läsionen (Gashaw et al., 2006). Passend zu diesen Befunden wurde eine Reduktion der CYR61-Level in präklamptischen Plazenten gefunden (Gellhaus et al., 2006). Bei Präemklampsie handelt es sich um eine Erkrankung schwangerer Frauen, in der eine vaskuläre Unterversorgung der Plazenta diskutiert wird. Die Endometriose wird als benigne Erkrankung bei der geschlechtsreifen Frau gefunden und manifestiert sich durch endometriale Drüsen und Stroma außerhalb der inneren epithelialen Auskleidung des Uterus.

Die zyklische Regulation von CYR61 im humanen Endometrium kann durch mehrere physiologische Faktoren begünstigt sein. Für die prämenstruelle Vorbereitung des Endometriums wurde kürzlich das Prostaglandin PGE2 in Verbindung mit einem geringen Sauerstoffgehalt verantwortlich gemacht (Gashaw et al., 2008b). Während der Proliferationsphase steht das Endometrium unter dem Einfluss von EGF und E2 (Haining et al., 1991). Eine Aktivierung der CYR61-Expression durch Östrogen konnte im Uterus (Rivera-Gonzalez et al., 1998) und durch EGF in der Brusttumor-Zelllinie MCF-7 (Sampath et al., 2001a) gezeigt werden. Der Einfluss von E2 und EGF auf die CYR61-Expression im Endometrium wurde durch Voruntersuchungen der Arbeitsgruppe nachgewiesen (Gashaw et al., 2006). So konnten Gashaw et al. (2006) eine Regulation von Cyr61 durch Egf und Östrogen im Pavian-Modell für Endometriose zeigen. Eine Untersuchung der durch E2 und EGF eingeschalteten Rezeptoren und Signalkaskaden, die für die CYR61-Aktivierung in endometrialen Zellen verantwortlich sind, steht noch aus.

1.1.2 Die CCN-Familie und ihre Funktionen

Das Cystein-reiche Protein 61 (Cysteine Rich Protein 61) CYR61 ist ein Mitglied der CCN-Familie von Genen, die in die Wachstumsregulation von Zellen involviert sind. Der Begriff „CCN-Familie" wurde bereits 1993 eingeführt (Review: Bork, 1993). Namensgebend war die Entdeckung der ersten drei Mitglieder CYR61 (Cysteine Rich 61, CCN1), CTGF (Connective Tissue Growth Factor, CCN2) und NOV (Nephroblastoma Overexpressed, CCN3). Heute setzt sich die CCN-Familie aus insgesamt sechs Mitgliedern zusammen, wobei WISP-1 (Wnt-Induced Secreted Protein-1, CCN4), WISP-2 (CCN5) und WISP-3 (CCN6) noch hinzugezählt werden.

Der strukturelle Aufbau der multimodular organisierten Proteine der CCN-Familie besteht aus vier hochkonservierten Domänen (Abbildung 1). Einem Signalpeptid, das für die Sekretion verantwortlich ist, schließt sich zuerst die „Insulin-like Growth Factor Binding Protein"-Domäne (IGFBP) an, gefolgt von der „Von Willebrand Faktor Typ C"-Domäne (VWC) (Review: Brigstock, 1999). Modul 3 besteht aus der „Thrombospondin Typ 1"-Domäne (TSP-1), der sich die cysteinreiche carboxyterminale Region (CT) anschließt (Review: Brigstock, 2003). Die einzelnen Domänen wurden durch ihre potenziellen Bindungspartner charakterisiert. So besitzt die IGFBP-

Domäne Sequenzen, die putativ IGF-bindende Proteine erkennen können. Zwischen Modul 2 und 3 befindet sich eine zentrale variable Region, die sich als sehr anfällig gegenüber Proteolyse zeigt (Brigstock, 2002). Die Homologie der N-terminalen Region der verschiedenen CCN-Proteine erklärt die Zugehörigkeit der Mitglieder der CCN-Familie zur IGFBP-Superfamilie (Brigstock, 2003).

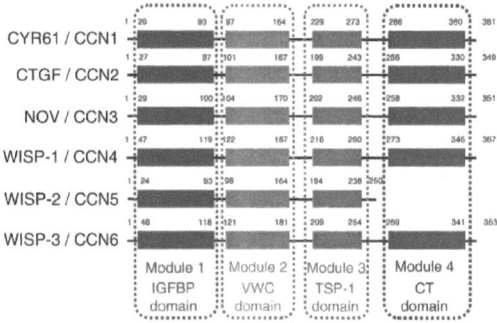

Abbildung 1: Struktureller Aufbau der Mitglieder der CCN-Protein-Familie. Die angegebenen Zahlen entsprechen der Anzahl der Aminosäuren. (Brigstock, 2003).

Das humane *CYR61* Gen ist auf dem kurzen Arm von Chromosom 1 (1p22-p31) lokalisiert und in fünf Exons gegliedert, die durch 4 Introns separiert werden (Review: Brigstock, 1999). Durch das erste Exon wird das Signalpeptid kodiert, Exon 2 bis 5 kodieren für die vier oben vorgestellten Proteindomänen (Review: Lau and Lam, 1999). Bestehend aus 381 Aminosäuren mit einem Cystein-Anteil von 10 % weist das CYR61-Protein ein Molekulargewicht von 42 kDa auf (Brigstock, 2003; Review: Brigstock, 1999). Generell zählt *CYR61* zu eher ubiquitär vorkommenden Genen und wird von verschiedenen Zelltypen exprimiert. Das Heparin-bindende Protein CYR61 ist sowohl intrazellulär, als auch auf der Zelloberfläche und in der extrazellulären Matrix (ECM) assoziiert mit Heparansulfat-Proteoglykanen (HSPGs) lokalisiert (Brigstock, 2003; Review: Chen and Du, 2007). Obwohl CYR61 keine für Transkriptionsfaktoren typische Kernlokalisierungs-sequenz besitzt, konnte es sowohl im Zytoplasma als auch im Zellkern glatter Muskelzellen der Harnblase nachgewiesen werden (Tamura et al., 2001).

Trotz der gezeigten strukturellen Homologie der CCN-Proteine bestehen hinsichtlich der regulatorischen Elemente Unterschiede beim Vergleich der Promotor-Sequenzen dieser Gene (Review: Brigstock, 1999). So ist das TGF-β Response Element (TβRE) nur beim *CTGF* vorhanden

(Review: Brigstock, 1999) und das cAMP Responsive Element Binding protein (CREB) charakteristisch für *CYR61* (Schütze et al., 2001).

CYR61 wird zu den sogenannten Immediate-Early Genes (IEG) gezählt. IEGs werden innerhalb kurzer Zeit über eine Vielzahl von Stimuli auf Transkriptionsebene aktiviert, bevor neue Proteine synthetisiert werden können (Review: Caputto and Guido, 2000). *CYR61*, wie auch die anderen Mitglieder der CCN-Familie, ist an zahlreichen Zellprozessen wie der Adhäsion, Chemotaxis, Zellproliferation und auch an der Ausbildung der extrazellulären Matrix beteiligt. Einige CCN-Proteine stellen wesentliche Faktoren zur Regulation der embryonalen und adulten Angiogenese dar (Review: Brigstock, 1999). Sowohl *Ctgf*- als auch *Cyr61*-knockout-Mäuse weisen eine verminderte VEGF- (Vascular Endothelial Growth Factor) Expression auf (Brigstock, 2002). Daraus resultiert eine gestörte Entwicklung des plazentaren Gefäßsystems bei der *Cyr61*-defizienten Maus, sowie ein Defekt der Gefäßteilung am Übergang von Chorion zu Allantois, die zum vorzeitigen embryonalen Zelltod führen (Mo et al., 2002). Resultierend aus den schweren Schädigungen versterben die *Cyr61*-defizienten Mäuse in utero. Des Weiteren wird der CCN-Familie eine Bedeutung im Knochenstoffwechsel, bei Hormoninteraktionen, bei der Embryogenese, der Wundheilung, sowie für Entzündungsreaktionen zugeschrieben (Brigstock, 2003; Review: Brigstock, 1999).

Die unterschiedlichen Funktionen der CCN-Mitglieder lassen sich durch die varibale Anzahl der Module und die Proteinzusammensetzung ihrer einzelnen Domänen erklären (Brigstock, 2003). Hervorzuheben ist hierbei das fehlende 4. Modul in WISP-2 (CCN5) (Review: Lau and Lam, 1999), sowie Produkte der CTGF (CCN2)-Proteolyse, die nur aus der CT-Domäne bestehen (Review: Brigstock, 1999). Außerdem tragen die Interaktionen der verschiedenen CCN-Proteine mit Subtypen spezifischer transmembraner Integrine zu der Vielzahl von biologischen Funktionen bei (Brigstock, 2003; Review: Lau and Lam, 1999).

Die CCN-Familie spielt nicht nur bei der physiologischen Angiogenese, sondern auch bei der Neovaskularisierung von Tumoren, sowie dem Tumorwachstum und der Metastasierung eine entscheidende Rolle (Review: Brigstock, 1999). Erhöhte Expressionslevel von CYR61 werden mit der Entstehung von Brusttumoren in Verbindung gebracht (Sampath et al., 2001a), sowie mit der Pathogenese von Prostatakarzinomen (Review: Brigstock, 1999) und endometrialen Karzinomen assoziiert (MacLaughlan et al., 2007). In der Tumorgenese wird vor allem die proliferative Eigenschaft von CYR61 diskutiert.

1 | Einleitung

1.1.3 Die Regulation der CYR61 Expression und Aktivität

CYR61 kann über eine Vielzahl von Mediatoren induziert werden. Dazu zählen Wachstumsfaktoren (Growth Factor, GF) wie der Epidermal Growth Factor (EGF) und der Vascular Endothelial GF (VEGF), die Hormone Cortisol, 17β-Östradiol (E2), Progesteron und Angiotensin II, das Vitamin D_3 und die Chemokine Interleukin-1 (IL-1), IL-2 und IL-6 (Review: Chen and Du, 2007). Auch eine mechanische Reizung über zweiachsig einwirkenden Kräfte kann zur CYR61 Induktion führen (Tamura et al., 2001). Zur Aktivierung von CYR61 kommt es über bereits bekannte Bindungsmotive für Transkriptionsfaktoren (Abbildung 2). Hierzu zählen unter anderem das Stimulating Protein-1 (SP-1), das cAMP Responsive Element Binding protein (CREB), der Forkhead transcription factor-1 (FREAK-1), sowie der Nuclear Factor κB (NFκB) (Schütze et al., 2001). Außerdem ist auf dem *CYR61*-Gen ein Serum Responsive Element (SRE) vorhanden (Review: Lau and Lam, 1999).

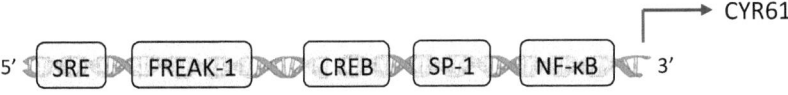

Abbildung 2: Schematische Darstellung des *CYR61*-Promotors mit seinen Bindungsmotiven.

Über die Interaktion mit den an der Zelloberfläche lokalisierten Integrinen $α_vβ_3$, $α_vβ_5$, $α_6β_1$, $α_{IIb}β_3$ und $α_Mβ_2$ kann CYR61 zell- und funktionsspezifisch eine Reihe von Zellvorgängen regulieren (Review: Chen and Du, 2007). In humanen Fibroblasten induziert CYR61 die Wundheilung durch Bindung an $α_6β_1$ und Heparansulfat-Proteoglykan (HSPG), die Zellmigration über Interaktion mit dem Integrin $α_vβ_5$ und die Zellproliferation über eine $α_vβ_3$-Bindung (Chen et al., 2001). HSPGs der Extrazellulärmatrix dienen als Korezeptoren (Chen et al., 2001). Die durch CYR61 induzierte Signalweiterleitung kann über den Wnt-, den NFκB-, den Tyrosinkinase- oder den Phosphatidylinositoltriphosphat-Kinase- (PI3K) Signalweg verlaufen (Review: Chen and Du, 2007). Auf diese Weise reguliert CYR61 VEGF-A und VEGF-C, die Matrix Metalloproteinasen (MMPs), den Tissue Inhibitor of Metalloproteinase-1 (TIMP1), sowie die Expression weiterer Gene (Chen et al., 2001).

1 | Einleitung

1.2 17β-Östradiol

1.2.1 17β-Östradiol und seine Funktion

Beim 17β-Östradiol (E2) handelt es sich um ein lipophiles Steroidhormon (Abbildung 3), das vornehmlich in den Sekundär- und Tertiärfollikeln gebildet wird. Es stammt aus der Gruppe der

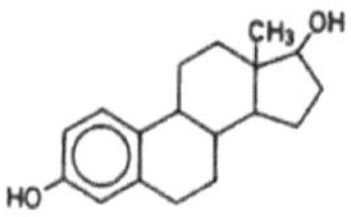

Abbildung 3: Strukturformel von 17β-Östradiol.

Östrogene, zu der noch Östron und Östriol gezählt werden. E2 stellt den Liganden mit der höchsten Affinität unter den Östrogenen dar (Review: Heldring et al., 2007) und wurde während des Projektes ausschließlich verwendet. Östrogene spielen eine Schlüsselrolle in der Entwicklung und Aufrechterhaltung der normalen sexuellen und reproduktiven Körperfunktionen der Frau. Außerdem nehmen sie Einfluss auf diverse biologische Prozesse wie die Zellproliferation, das kardiovaskuläre System, den Knochenerhalt, das Immunsystem und das zentrale Nervensystem. Zudem wurden lokale Östrogenwirkungen im Gehirn mit dem sozialen Verhalten der Vertebraten assoziiert (Remage-Healey et al., 2008). Die vielseitigen Funktionen des E2 und seiner beiden Rezeptoren resultieren in der Bedeutung für zahlreiche Erkrankungen. Darunter fallen Brust-, Endometrium-, Kolon-, Ovarial- und Prostatatumoren, Osteoporose, neurodegenerative und kardiovaskuläre Erkrankungen, sowie Adipositas (Review: Deroo and Korach, 2006).

1.2.2 Östrogenrezeptoren und ihr Aufbau

1962 wurde von Jensen und Jacobsen erstmals ein Rezeptorprotein entdeckt, das für die biologischen Effekte des 17β-Östradiols verantwortlich gemacht wurde. Heute ist das Rezeptorprotein bekannt als der Östrogenrezeptor α (ERα). 1996 wurde dann ein weiterer Rezeptor, der Östrogenrezeptor β (ERβ) beschrieben (Kuiper et al., 1996). ERα und ERβ gehören zur Superfamilie der kernlokalisierten Steroidhormonrezeptoren, die eine gemeinsame strukturelle Architektur aufweisen (Abbildung 4).

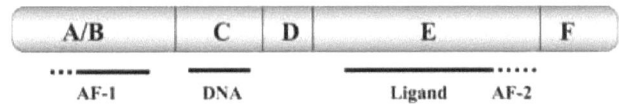

Abbildung 4: Domänen der kernlokalisierten Steroidhormonrezeptoren. (Review: Nilsson et al., 2001).

Alle Proteine haben eine NH_2-terminale- oder A/B-Domäne, die eine ligandenunabhängige Aktivierungsfunktion (Activation Function, AF-1) zur Interaktion mit anderen Transkriptionsfaktoren umfasst. Angeschlossen ist die hochkonservierte C- oder DNA (Desoxyribonukleinsäure)-bindende-Domäne (DBD) mit einer zwei-Zinkfinger-Struktur zur Rezeptordimerisierung und DNA-Bindung. Die D-Domäne wird auch als Gelenk-Domäne bezeichnet und weist ebenfalls die zwei-Zinkfinger-Struktur auf. Den Abschluss bildet die COOH-terminale-, E- oder Liganden-bindende-Domäne (LBD) mit der AF-2-Unterdomäne zur direkten Interaktion mit koaktivierenden Peptiden. Einige Rezeptoren, zu denen auch die ERα und ERβ zählen, weisen noch eine F-Domäne auf (Vanacker et al., 1999). Erst kürzlich wurde herausgefunden, dass die F-Domänen unter anderem für die unterschiedlichen Aktivitäten der ERα und ERβ verantwortlich gemacht werden können (Review: Skafar and Zhao, 2008). Außerdem scheint die F-Domäne des ERα in Anwesenheit des E2 die Dimerisation des Östrogenrezeptors zu hemmen (Yang et al., 2008).

Sowohl ERα als auch ERβ können E2 binden, jedoch mit unterschiedlicher Affinität (Vanacker et al., 1999). Beide Rezeptoruntertypen interagieren mit identischen DNA response elements und spielen redundante Rollen bei der E2-vermittelten Signalweiterleitung (Review: Hall et al., 2001). Die unterschiedlichen Wirkungsweisen der beiden ERs lassen sich mit Hilfe der geringen Homologie zwischen den AF-1-Regionen (Abbildung 5), sowie der unterschiedlichen Expression von Splicevarianten in verschiedenen Geweben erklären. Außerdem unterscheiden sich ERα und ERβ in ihrer Expressionsintensivität innerhalb der einzelnen Gewebe. Während ERα vor allem in Brustgewebe, Uterus, Cervix und der Vagina exprimiert wird, zeigt sich das Maximum der ERβ-Expression in Ovarien, Prostata, Hoden, Milz, Lunge, Hypothalamus, Kleinhirn und Thymus (Review: Hall et al., 2001).

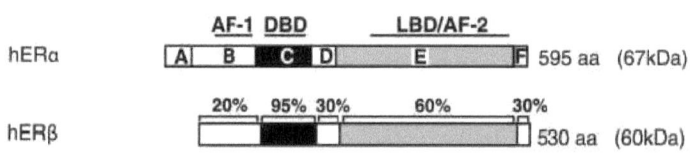

Abbildung 5: Schematische Darstellung der Homologie zwischen ERα und ERβ. (Review: Heldring et al., 2007).

1.2.3 Genomisch vermittelte östrogene Regulation über Östrogenrezeptoren

Im inaktivierten, ligandenfreien Zustand liegen die ERs im Zytoplasma gebunden an einen Proteinkomplex vor, der das Heat-Shock Protein 90 (HSP90) enthält (Knowlton and Sun, 2000). Die Ligandenbindung führt zur Konformationsänderung des Rezeptors mit resultierender Dissoziation des Proteinkomplexes (Rivera-Gonzalez et al., 1998). E2 bindet mit gleicher Affinität an beide Östrogenrezeptoren im Zytoplasma und führt zur Bildung eines 17β-Östradiol-ER-Komplexes mit anschließender Homodimerisierung. Nach Rezeptoraktivierung mittels Dimerisierung kann es zu einer klassischen Estrogen Response Elements (ERE)-abhängigen und einer ERE-unabhängigen Genaktivierung kommen (Review: Björnström and Sjöberg, 2005; Review: Hall et al., 2001). Im Falle der klassischen Genaktivierung bindet der 17β-Östradiol-ER-Komplex direkt die EREs in der Promotorregion der Targetgene. Sollen Gene aktiviert werden, in denen keine ERE-Sequenzen vorhanden sind, werden alternative responsive Elemente wie z. B. die Activator Protein 1 (AP-1)-Bindungsstelle eingeschaltet. Diese bildet Komplexe mit anderen DNA-bindenden Transkriptionsfaktoren wie z. B. den Proteinen FOS (c-Fos) oder JUN (c-Jun) und binden hierdurch an die DNA um Gene zu transaktivieren.

Des Weiteren ist bekannt, dass es zu einer Liganden-unabhängigen Aktivierung der ER kommen kann. Polypeptide Wachstumsfaktoren (Growth Factor, GF) wie EGF und Insulin-like Growth Factor-1 (IGF-1), sowie andere intrazelluläre Effektoren, sind in der Lage die Östrogenrezeptoren mittels intrazellulärer Kinasekaskaden zu phosphorylieren (Review: Hall et al., 2001). Diese Änderung des Phosphorylierungszustandes der nukleären Östrogenrezeptoren trägt damit wesentlich zur Liganden-unabhängigen ER-Aktivierung bei (Review: Hall et al., 2001) und ist Gegenstand aktiver wissenschaftlicher Untersuchungen. Via diesen Mechanismus kommt es ebenfalls zur Aktivierung der Östrogenrezeptor-Targetgene, die auch unabhängig von der E2-Bindung an den Rezeptor erfolgen kann.

1 | Einleitung

1.2.4 Nicht genomisch vermittelte östrogene Regulation

17β-Östradiol ist in der Lage Zellvorgänge zu initiieren, die zu schnell ablaufen um auf der Aktivierung von Ribonukleinsäure (RNA) und der Proteinbiosynthese zu beruhen (Review: Björnström and Sjöberg, 2005). Es sind eine Reihe dieser nicht genomischen Aktivierungen bekannt. Dazu zählen die Mobilisierung von intrazellulärem Calcium, die Stimulation der Adenylatzyklase, sowie die Aktivierung des MAPK-Signalweges (Review: Björnström and Sjöberg, 2005). Die Initialisierung dieser Signalwege ist bereits in verschiedenen Zellsystemen beschrieben worden. Hierbei handelt es sich um die Brustkrebszellen, die Endothelien, die Knochen und die Neuroblastomzellen (Review: Björnström and Sjöberg, 2005). Es wird angenommen, dass diese nicht genomische östrogene Aktivierung über eine Art membranständiger Östrogenrezeptoren vermittelt wird, die an intrazelluläre Signalwege gekoppelt sind (Review: Hall et al., 2001). Dazu gehören unter anderem Kaskaden vermittelt über die MAPK oder die PI3K (Review: Hall et al., 2001). Eine Östradiol-vermittelte Aktivierung transmembraner G-Protein-gekoppelter Rezeptoren (GPCRs) wird in der Literatur sehr kontrovers diskutiert. Neuere Arbeiten stellen jedoch eine direkte Bindung von Östradiol an den membranständigen Rezeptor GPR30 in Frage (Otto et al., 2008, 2009).

1.3 EGF

1.3.1 EGF und die EGF-Rezeptoren

Der epidermale Wachstumsfaktor (Epidermal Growth Factor), auch EGF genannt, gehört zu der Gruppe der Wachstumsfaktoren und ist ein 6 kDa großes, hitze- und säurestabiles Polypeptid, dessen Gen auf dem humanen Chromosom 4 lokalisiert ist (Boonstra et al., 1995). EGF gehört zu einem der ersten entdeckten Wachstumsfaktoren und stellt ein starkes Mitogen sowohl für benigne, als auch für maligne Zellen dar.

Die Wirkung von EGF wird über die Bindung an die Familie der EGF-Rezeptoren (EGFRs), der ersten Unterklasse der Rezeptor-Tyrosin-Kinasen (RTKs), vermittelt. Zu der EGFR- oder auch ErbB-Familie zählen vier Mitglieder: der EGFR, auch ErbB1 oder HER1 (humaner EGF-Rezeptor 1) genannt, der ErbB2 (Neu / HER2), der ErbB3 (HER3), sowie die der ErbB4 (HER4) (Review: Olayioye et al., 2000;

1 | Einleitung

Review: Yarden, 2001). EGFR ist evolutionär gesehen der Vorläufer der gesamten EGFR-Familie. Dieser reguliert das Zellwachstum sowie die Zelldifferenzierung und wird in zahlreichen Tumoren exprimiert (Ferguson et al., 2003). Er kann durch verschiedene Liganden aktiviert werden, die zu der Gruppe der EGF-related peptide growth factors gehören. Dazu zählen der Wachstumsfaktor EGF, der Transforming Growth Factor α (TGF-α), der Heparin-Binding Epidermal Growth Factor-like growth factor (HB-EGF), Amphiregulin und Epiregulin (MacRae Dell et al., 2004).
Im Uterus gilt Egf als ein wichtiger Faktor für das Wachstum von murinen Uteruszellen. Bereits 1990 konnten Huet-Hudson et al. die Egf mRNA in adulten Mäusen in Abhängigkeit vom weiblichen Zyklus im Lumen des Uterus, sowie in dessen Drüsenzellen detektieren. Die ersten Ansätze zur Bedeutung von EGF für eine Östrogen-stimulierte Proliferation von gesundem Endometrium und endometriotischem Gewebe wurden von Haining et al. (1991) herausgestellt. Es konnte *in vivo* gezeigt werden, dass Egf auch unabhängig von ERs eine Proliferation im Mäuseendometrium bewirken kann (Nilsson et al., 2001). Interessanterweise lassen neuere Ergebnisse nicht den Schluss zu, dass die Expression von EGF mit dem Schweregrad einer Endometriose korreliert (Lee et al., 2007). Des Weiteren wurde von Lee et al. (2007) untersucht, dass der Wachstumsfaktor PDGF-A (Platelet-Derived Growth Factor A), aber nicht EGF, mit niedrigen Implantationsraten bei Patientinnen mit ausgeprägter Endometriose korreliert.

1.3.2 Aufbau und Aktivierung der EGF-Rezeptoren

Der EGF-Rezeptor ist in fast jeder Zellmembran von Säugerzellen vorhanden und hat eine Größe von 1186 Aminosäuren. Das Gen des EGFR ist auf dem humanen Chromosom 7 lokalisiert (Boonstra et al., 1995). Die EGFRs besitzen eine N-terminale extrazelluläre Domäne, die zwei Cystein-reiche Untereinheiten zur Ligandenbindung umfasst (Abbildung 6). Außerdem umfassen die EGFRs ein Transmembransegment, sowie eine zytoplasmatische Domäne mit Protein-Tyrosin-Kinase-Aktivität, die mit dem C-terminalen Ende abschließt (Review: Olayioye et al., 2000).
Die multiple Ligandenspezifität der EGFRs, die in Abschnitt 1.3.1 beschrieben wurde, beruht auf der Variabilität der extrazellulären Domäne. Im Gegensatz dazu steht die hochkonservierte intrazelluläre Domäne mit ihren zahlreichen Tyrosin- und auch Lysinresten (Abbildung 6), die durch Phosphorylierung und Autophosphorylierung aktiviert werden (Review: Olayioye et al., 2000; Review: Yarden et al., 2001).

1 | Einleitung

Die Bindung eines extrazellulären Liganden der EGF-related peptide growth factor-Familie an den EGFR führt zur Dimerisierung der Rezeptoren (Ferguson et al., 2003). Es können sich sowohl Homo- als auch Heterodimere ausbilden, wobei der ErbB2-Rezeptor der bevorzugte Heterodimerisierungs-Partner für die EGFR-Familie darstellt. Bei der Aktivierung durch EGF als Liganden formieren sich EGFR-Homodimere sowie EGFR/ErbB2-Heterodimere (Review: Olayioye et al., 2000). Durch diese Dimerisierung kommt es zur Induktion einer Autophosphorylierung spezifischer, intrazellulär gelegener Tyrosinreste. Hierbei sind die fünf Hauptphosphorylierungsstellen an den Aminosäuren 992, 1068, 1086, 1148 und 1173 zu nennen (Abbildung 6), die zusammen mit den Tyrosinresten 974 und 1045 für eine Autophosphorylierung des EGFR sorgen können (Zimmer et al., 2008).

Die phosphorylierten Tyrosinreste dienen als Anker für zytoplasmatische Signalproteine, die eine Src-Homologie 2 (SH2) Domäne oder eine Phosphotyrosin-bindende (PTB) Domäne besitzen (Review: Pawson, 1995). Zu diesen Signalproteinen zählt das mit einer SH2-Domäne ausgestattete Growth-factor-Receptor-Bound protein 2 (Grb2), welches der Anbindung an den Mitogen-activated Proteinkinase- (MAPK) Signalweg dient (Zhang et al., 2003). Über die SH2-Domäne der Src-Kinase können ebenfalls Signalkaskaden induziert werden (Sato et al., 2003). Darunter fällt unter anderem die Aktivierung einer Proteingruppe, die Signal Transducers and Activators of Transcription (STAT) genannt wird. Die STAT-Proteine besitzen ihrerseits eine SH2-Domäne, so dass die STATs auch direkt über EGFR-Bindung reguliert werden können (Review: Quesnelle et al., 2007). Im Folgenden seien noch weitere Moleküle erwähnt, die mit den phosphorylierten Tyrosinresten interagieren können. Hierbei handelt es sich um die Phospholipase-C-γ1 (PLC), die Phosphatidylinositoltriphosphat-Kinase (PI3K), die Kinase Nck, sowie den RAS p21 protein activator 1 (Review: Yarden, 2001).

1 | Einleitung

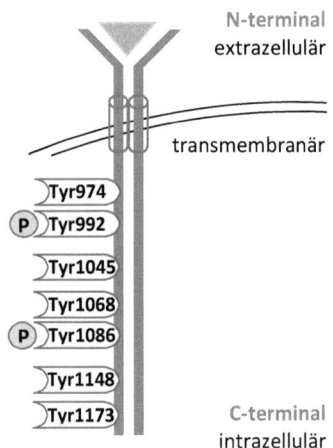

Abbildung 6: Aufbau des EGF-Rezeptors mit den bekannten C-terminalen Phosphorylierungsstellen an den Tyrosinresten. (Tyr974 bis Tyr1173). (In Anlehnung an Olayoiye et al., 2000; Sato et al., 2003; Shao et al., 2003 und Zimmer et al., 2008).

1.3.3 Durch EGF-Rezeptoren aktivierte Signalkaskaden

Eine Aktivierung der EGF-Rezeptoren führt über die im vorherigen Abschnitt beschriebenen Moleküle zur Induktion von mannigfaltigen Signalkasaden. Die Aktivierung des Grb2-Adapterproteins leitet über den Guaninnucleotid-Austauschfaktor Sos (Son of sevenless) das Signal weiter. Über die darauf folgende Phosphorylierung des G-Proteins RAS kommt es zur Induktion einer Phosphorylierungskaskade der Kinasen RAF und MEK (MAPK-Kinase MAPKK), sowie der MAPK Extracellular signal-regulated kinase (ERK) 1 und 2 (Review: Chardin et al., 1995) (Abbildung 7). Auf diesem EGFR-RAS-RAF-MEK-ERK Signalweg liegt derzeit ein großes klinisches und pharmazeutisches Interesse, da er vor allem in Tumoren mit erhöhter Frequenz fehlerhaft vorgefunden wird. Dadurch kommt es zur Beeinflussung von Zellproliferation, Zellüberleben, sowie der Metastasierung. Besonders die Mutationen des EGFR, sowie des G-Proteins RAS werden in Tumoren gefunden (Abbildung 8).

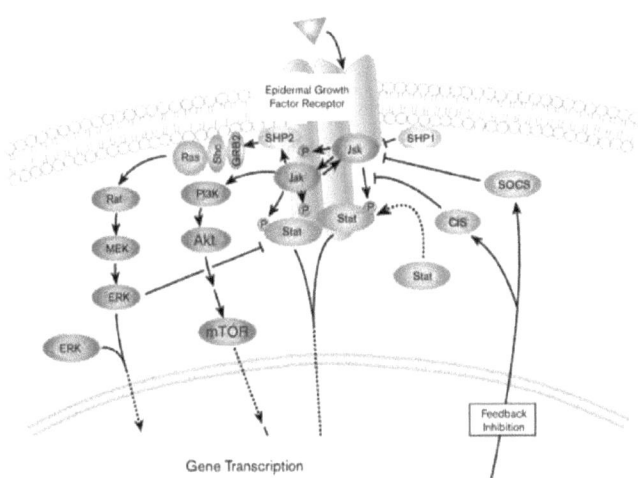

Abbildung 7: Die EGFR Signalwege. (Modifiziert nach El-Rayes und LoRusso, 2004). Durch die Ligandenbindung an den EGFR kommt es zur Phoshorylierung dieses Rezeptors mit anschließender Aktivierung der RAS-RAF-MAP-Kinase, der PI3-Kinase, sowie des JAK-STAT-Signalweges. Weitere Erläuterungen s. Text.

Die Dimerisierung der EGFR führt des Weiteren zur Initialisierung eines Signalweges, der über die STATs verläuft. Das STAT3 Protein, welchem eine wesentliche Bedeutung im Endometrium zukommt, kann über mehrere Signalkaskaden phosphoryliert, d. h. aktiviert werden (Aggarwal et al., 2006). Über seine SH2-Domäne bindet STAT3 direkt an den EGFR mit darauf folgender Autophosphorylierung von EGFR und STAT3 (Abbildung 7). Außerdem kann die Aktivierung von STAT3 über die Phosphorylierung durch das Src-Protein oder die am EGFR phosphorylierte Januskinase 2 (JAK2) erfolgen (Aggarwal et al., 2006). Die Phospholipase C-γ (PLC-γ) kann über eine Autophosphorylierung des EGFR ebenfalls aktiviert werden und zur Induktion einer Signalkaskade führen, die über die Modulation der second messengers 1,2-Diacylglycerol (DAG) und Inositol 1,3,5-Trisphosphate (IP$_3$) verläuft. Über Interaktionen kann hierdurch unter anderem der MAPK-Signalweg reguliert werden (Review: Jorissen et al., 2003). Eine andere, ebenfalls über EGFR aber vor allem über ErbB3 getriggerte Signalkaskade, verläuft über die Phosphoinositoltriphosphat-Kinase (PI3K) (Review: Jorissen et al., 2003).

1 | Einleitung

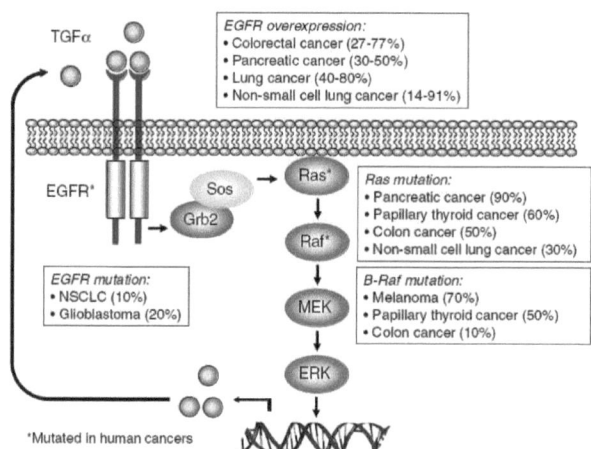

Abbildung 8: Onkogene Aktivierung des MAPK-Signalweges. (Review: Roberts and Der, 2007). Mutationen in den beteiligten Proteinen EGFR, RAS und RAF werden für das onkogene Potenzial entarteter Zellen verantwortlich gemacht. Weitere Erläuterungen s. Text.

Letzten Endes werden via den EGFR EGF-vermittelt Signalkaskaden induziert, die in der Aktivierung von Transkriptionsfaktoren münden. Dazu zählen neben den oben genannten STATs, die Transkriptionsfaktoren ELK-1, c-Fos, c-Jun, sowie MYC (v-myc myelocytomatosis viral oncogene homolog) (Review: Yarden, 2001).

1.3.4 Signal transducers and activators of transcription (STATs)

Bei den STAT-Proteinen handelt es sich um eine Gruppe von Transkriptionsfaktoren, zu denen die folgenden Mitglieder zählen: STAT1 bis STAT4, STAT5a/b und STAT6. Alle STAT-Proteine haben eine sehr ähnliche Struktur, die sich aus drei Basisdomänen zusammensetzt. Es findet sich eine Oligomerisationsdomäne oder auch coiled-coil domain genannt, eine DNA bindende Domäne und eine Src-Homologie 2 (SH2) Domäne (Review: Quesnelle et al., 2007). Des Weiteren zeigt ein typisches STAT-Protein eine Linker-, sowie transaktivierende Domäne (TAD) und einen C-terminalen Tyrosinrest (Abbildung 9 A). Verschiedene Signale von der transmembranen Region der Zelle bis hin in den Zellkern können von STAT-Proteinen vermittelt werden (Review: Quesnelle et al., 2007). Die N-terminale Domäne ist generell in Protein-Protein Interaktionen involviert, während der C-Terminus die Transaktivierung induziert. Alle sieben STAT-Proteine wurden mit pathologischen Vorgängen in unterschiedlichen Geweben assoziiert. Sie sind unter anderem an der Vermittlung inflammatorischer Antworten, z. B. über Interferone, beteiligt. Außerdem sind die STATs in komplexe Differenzierungsvorgänge der Zelle involviert. STAT3 ist wegen seiner überragenden Bedeutung im Endometrium besonders herauszustellen (Aggarwal et al., 2006). Dieses Protein ist an der Differenzierung endometrialer Stroma-Zellen (Dimitriadis et al., 2006), dem Vorgang der Implantation (Catalano et al., 2005), sowie der Invasion endometrialer Tumorzellen beteiligt (Sharma et al., 2006). Für das humane Endometrium ist zwar STAT3, jedoch derzeit noch nicht der Signalweg bekannt. In Abbildung 9 B sind die Aktivierungsmöglichkeiten des STAT3-Proteins zusammengefasst. Die EGF mediierte STAT3-Aktivierung kann über eine direkte Bindung der SH2-Domäne des STAT3 Proteins an den EGFR vermittelt werden. Außerdem ist eine Initiierung des Signalweges über die Januskinasen, das Src-Protein, aber auch Faktoren wie die p38 MAPK, die ERK oder die c-Jun N-terminale Kinase (JNK) möglich (Aggarwal et al., 2006). Durch die Aktivierung kommt es zur Phosphorylierung von STAT3 an Tyrosinrest 705 mit anschließender Homodimerisierung (Abbildung 9 B). Eine Heterodimerbildung von STAT3 mit STAT1 ist ebenfalls möglich (Review: Quesnelle et al., 2007). Nach Aktivierung transloziert der STAT-Ko-Faktor-Komplex in den Zellkern (Abbildung 9 B). Hier erfolgt die Bindung an verschiedene Zielgene, sowie an Regulatorproteine der Transkription, die zur Expression zahlreicher Proteine führt (Review: Quesnelle et al., 2007). Dazu zählen neben p21 (CDKN1A, Cyclin-Dependent Kinase Inhibitor 1A), cyclin D1 (CCND1), MYC und Survivin (BIRC5, Baculoviral Inhibitor of apoptosis Repeat-Containing 5) auch die Matrix Metalloproteinase-9 (MMP-9) und der Wachstumsfaktor VEGF (Aggarwal et al., 2006). STAT3, sowie die anderen STAT-Mitglieder tragen somit zur Regulation einer Reihe von Zellvorgängen bei. Hierzu zählen

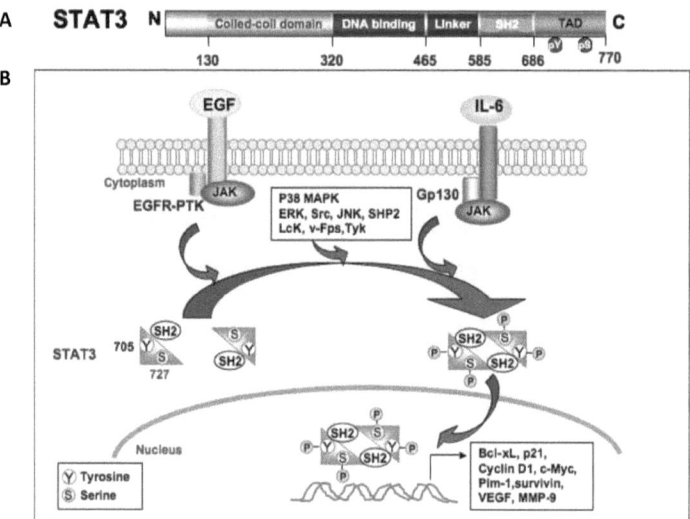

Abbildung 9: Der Aufbau des STAT3-Proteins und seine Aktivierung. (Aggarwal et al., 2006). (**A**) STAT3 Proteindomänen mit den beiden Phosphorylierungsstellen am C-Terminus. (**B**) Bekannte Aktivierungswege des STAT3 Proteins. Weitere Erläuterungen s. Text.

unter anderem die Apoptose, die Onkogenese, die Regulation der Hormone Prolaktin und des Wachstumshormons (Growth Hormon GH, Somatotropes Hormon STH), die Involvierung antiviraler und antibakterieller Immunreaktionen, sowie die Entwicklung von T-Helferzellen (Review: Lim and Cao, 2006). Bisher wurde keine STAT3-vermittelte Transaktivierung von CYR61 oder eine Wechselwirkung mit diesem Wachstumsregulator beschrieben.

1.4 Interaktion der durch 17β-Östradiol und EGF aktivierten Signalwege

Die durch 17β-Östradiol (E2) und EGF aktivierten Signalwege laufen nicht nur parallel ab, wie in den vorherigen Kapiteln beschrieben, sondern weisen nicht unerhebliche Interaktionen auf. In Abbildung 10 ist die Transaktivierung des EGFR durch E2 dargestellt. E2 aktiviert den G-Protein-gekoppelten Rezeptors (GPCR) GPR30 (Review: Filardo, 2002). Beim GPR30 handelt es sich um einen intrazellulären, aus 7 transmembranen Domänen bestehenden G-Protein-gekoppelten Östrogenrezeptor, der im endoplasmatischen Retikulum lokalisiert ist (Smith et al., 2007). Vermittelt über die Gβγ-Untereinheit von GPR30, sowie eine Kinase der Src-Familie kommt es zur Aktivierung des proHB-EGF zum aktiven HB-EGF (Heparin-Binding Epidermal Growth Factor-like growth factor). HB-EGF bindet an den EGFR, initialisiert somit die Rezeptordimerisation und sorgt für eine Herunterregulation der MAPK ERK1 und ERK2 (Review: Filardo, 2002). Somit kommt es zu einer Regulation des MAPK-Signalweges über 17β-Östradiol. Die Östrogenrezeptoren ERα und ERβ sind an diesem Regulationsmechanismus nicht beteiligt (Review: Filardo, 2002).

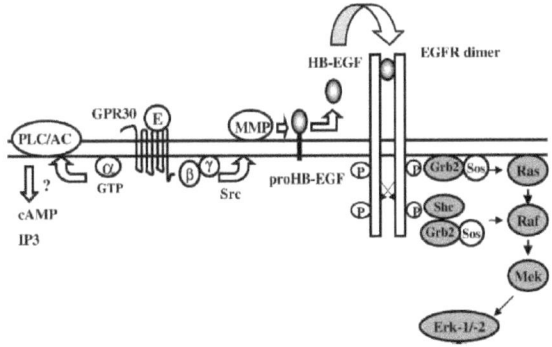

Abbildung 10: Transaktivierung des EGFR durch E2 via GPR30. (Review: Filardo, 2002). Abhängig von der Gβγ-Untereinheit des GPR30, sowie einer Src-Kinase, kommt zur Aktivierung von HB-EGF. Freies HB-EGF bindet an den EGFR und führt zur Rezeptordimerisierung mit anschließender Hemmung von ERK1 und ERK2.

Bekannt ist diese Vermittlung des Östrogen-Effektes über den EGFR mittels des G-Protein-gekoppelten Rezeptors GPR30 in Brusttumoren (Review: Filardo, 2002) und Endometriumkarzinomen (Smith et al., 2007). Interessanterweise wurde kürzlich beschrieben, dass CYR61, neben den traditionellen Östrogenrezeptoren, ebenfalls über GPR30 reguliert werden kann (MacLaughlan et al., 2007). Ein Nachweis dieser Wechselwirkung wurde jedoch nicht erbracht.

Eine weitere Interaktion besteht in der Stimulation der ER-Phosphorylierung mittels EGF. Über die Bildung eines Komplexes, an dem unter anderem EGFR und ER beteiligt sind, kommt es zur Triggerung des durch den EGFR vermittelten Signals (Migliaccio et al., 2006). Auch die Aktivierung von durch Estrogen Response Elements (EREs)-regulierten Genen durch EGF ist beschrieben (Ignar-Trowbrigde et al., 1992).

2 Zielsetzung der Arbeit

Im humanen Endometrium wird der proliferative und angiogene Faktor CYR61 während der Proliferations- im Vergleich zur Sekretionsphase verstärkt exprimiert. CYR61 kann von zahlreichen Zytokinen und Wachstumsfaktoren, unter anderem auch von EGF, sowie dem Steroidhormon Östrogen, induziert werden (Absenger et al., 2004; Gashaw et al., 2008b). Durch Voruntersuchungen der Arbeitsgruppe konnte eine Regulation von Cyr61 durch EGF und Östrogen bereits im Pavian-Modell für Endometriose gezeigt werden. (Gashaw et al., 2006). Die hierbei eingeschalteten Signalkaskaden waren jedoch noch unbekannt.

Die Zielsetzung meiner Arbeit bestand darin, die an der CYR61-Regulation durch EGF und Östrogen beteiligten Signalwege mit Hilfe der humanen endometrialen HES-Zelllinie zu identifizieren. Zu diesem Zweck wurden die HES-Zellen bezüglich der Rezeptorexpressivität der Östrogenrezeptoren α und β, sowie des EGF-Rezeptors charakterisiert. Die Proliferationseigenschaften der Zellen unter Östrogen- und EGF-Inkubation sollten dargestellt werden, um anschließend einen möglichen Zusammenhang mit der CYR61-Regulation untersuchen zu können. Zur Identifizierung der Signalkaskaden musste zunächst der Einfluss von EGF und Östrogen auf die CYR61 mRNA-Expression bestimmt werden. Die Verwendung von spezifischen Inhibitoren möglicher, involvierter Rezeptoren und Signalwege, sollte Aufschluss über die beteiligten Kaskaden an der CYR61-Regulation geben.

Kenntnisse über die im humanen Endometrium durch Östrogen und EGF regulierten Signalwege könnten dazu beitragen, pathophysiologische Zusammenhänge der Entstehung endometrialer Erkrankungen zu verstehen und damit deren Therapieentwicklung voranzutreiben.

3 Material und Methoden

3.1 Zellbiologische Methoden

3.1.1 Vorbereiten der Zelllinien

Die Versuche wurden an den humanen, endometrialen Zellen HES durchgeführt (kindly provided by Dr. Asgerally T. Fazleabas, University of Illinois, Chicago, IL). Ursprünglich wurden diese Zellen von proliferativem, nicht kanzerogenen Epithel des Endometriums nach Hysterektomie isoliert und sind während der *in vitro* Kultivierung spontan immortalisiert, ohne die typischen Charaktereigenschaften von endometrialen Epithelzellen einzubüßen (Desai et al., 1994).

Die Zellen wurden bei ca. -170°C in flüssigem Stickstoff gelagert. Zum Einfrieren der HES-Zellen wurde eine konfluente T75-Zellkulturflasche (Falcon, Heidelberg) zunächst zur Vereinzelung der Zellen trocken trypsiniert. Hierzu musste zunächst das Medium (Tabelle 1) abgesaugt und die Zellen mit Moscona (Tabelle 2) gewaschen werden. Anschließend wurden für ca. 30 s zwei ml Trypsin zu den Zellen gegeben und diese nach zweiminütiger Inkubation im Brutschrank in 8.5 ml Kulturmedium resuspendiert. Je 1.8 ml der Zellsuspension wurde in eines von vier Kryogefäßen (Cellstar, Greiner) überführt und mit 10 % DMSO (Dimethylslfoxid; Merck, Darmstadt) als Frostschutzmittel versetzt. Das Einfriergefäß wurde drei- bis viermal invertiert und anschließend bei -80°C eingefroren. Am nächsten Tag erfolgte die Überführung in flüssigen Stickstoff.

Bei Bedarf wurden die Zellen aus dem Stickstoff entnommen und 20 min bei Raumtemperatur oder alternativ 10 min in einem 37°C warmen Wasserbad aufgetaut. Die Zellsuspension wurde in ein 50 ml Falkonröhrchen überführt und mit auf 37°C vorgewärmtem, steroidefreiem Medium auf 10 ml überschichtet. Zur Entfernung des beim Einfrieren zugesetzten DMSO wurde die Zellsuspension bei 1700 rpm für 5 Minuten zentrifugiert (Hettich-Zentrifuge). Anschließend wurde der Überstand abgenommen, das Zellpellet in 5 ml steroidefreies Medium resuspendiert und in eine neue T25-Zellkulturflasche (Falcon) überführt. Die Zellen wurden nun für etwa 24 h bei 37°C in wasserdampfgesättigter Atmosphäre bei einer CO_2-Konzentration von 5 % in einem Brutschrank kultiviert (Nuaire US Autoflow). Am nächsten Tag erfolgte eine Waschung mit Moscona und ein

Mediumwechsel zur Entfernung abgestorbener Zellen und DMSO-Rückständen mit anschließender weiterführender Kultivierung im Brutschrank.

3.1.2 Charakterisierung der HES-Zelllinie

In Vorarbeiten wurden die HES-Zellen auf ihre Rezeptorexpressivität untersucht. Die Gene *ESR1* und *ESR2* der Östrogenrezeptoren α und β konnten auf mRNA-Ebene dargestellt werden (Abbildung 11 A). Die Expression der EGF-Rezeptoren in der Zelllinie konnte ebenfalls auf mRNA-Ebene bestätigt werden (Abbildung 11 B).

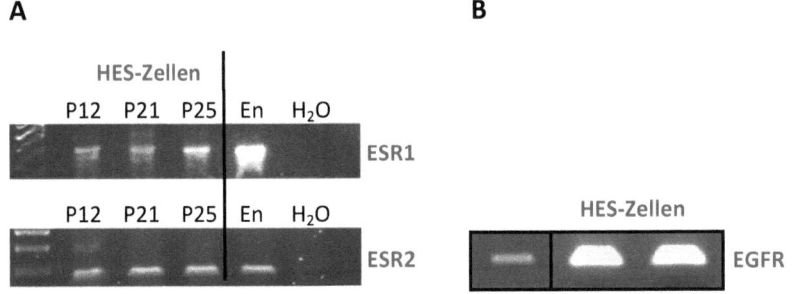

Abbildung 11: Expression von ESR1, ESR2 und EGFR. (**A**) Expression der für ERα und ERβ kodierenden Gene *ESR1* und *ESR2* auf mRNA-Ebene. (**B**) Expression der EGFR-mRNA (Gashaw et al., 2006).

3.1.3 Zellkultivierung und Zellkulturmedien

Nach Erreichen einer 80 %-igen Konfluenz der aufgetauten HES-Zellen in einer T25-Zellkulturflasche wurden die Zellen, wie beim Auftauen beschrieben, trypsiniert und in eine T75-Zellkulturflasche überführt. Anschließend wurden die Zellen im Brutschrank kultiviert und bei Nichtgebrauch alle 2 Tage ein Mediumwechsel durchgeführt. Die Zusammensetzung der verwendeten Medien und der zum Waschen genutzten Moscona-Lösung sind in den folgenden Tabellen aufgeführt (Tabelle 1, Tabelle 2).

3 | Material und Methoden

HES-Medium (steroidefrei)	
400 ml	DMEM mit L-Glutamin, ohne Phenolrot (GIBCO)
50 ml	Fetales Kälberserum (Fetale Calf Serum, FCS) steroidefrei
5 ml	Pen/Strep (10.000 U/ml Penicillin G Sodium; 10.000 µg/ml Streptomycin Sulfat)
500 µl	Natrium-Pyruvat (MEM Sodium Pyruvate)

HES-Medium (steroidefrei und FCS-frei)	
400 ml	DMEM mit L-Glutamin, ohne Phenolrot (GIBCO)
5 ml	Pen/Strep (10.000 U/ml Penicillin G Sodium; 10.000 µg/ml Streptomycin Sulfat)
500 µl	Natrium-Pyruvat (MEM Sodium Pyruvate)

Tabelle 1: Zusammensetzung der Kulturmedien.

Moscona	
140.0 mM	NaCl
40.0 mM	KCl
12.0 mM	$NaHCO_3$
0.2 mM	KH_2PO_4
0.4 mM	$NaH_2PO_4xH_2$
0.9 mM	D-Glucose Monohydrat

Tabelle 2: Zusammensetzung der verwendeten Moscona-Lösung.

Zur Mischung des HES-Mediums wurden die benötigten Substanzen (Tabelle 1) zunächst in einem 37°C Wasserbad erwärmt, unter leichtem Schütteln vermengt, durch einen 0.22 µm Sterilfilter (PES membrane, TPP, Schweiz) in ein 500 ml Gefäß filtriert und anschließend bei 4°C gelagert. Das Fetale Calf Serum (FCS) musste zunächst von Steroiden und Wachstumsfaktoren gereinigt werden. 500 ml FCS wurden mit 0.7 g Dextran-Aktivkohle Sigma C-6197 vermischt und 30 min in einem 56°C Wasserbad inkubiert wurden. Zur Entfernung der Aktivkohle erfolgte eine Zentrifugation (Hettich-Zentrifuge) bei 4700 rpm über 15 Minuten. Der FCS-Überstand wurde wiederum mit 0.7 g Aktivkohle versetzt, für weitere 30 min im 56°C warmen Wasserbad inkubiert und bei 4700 rpm für 15 Minuten zentrifugiert. Durch einen 0.22 µm Filter erfolgte eine sterile Filtration des erneut gewonnenen FCS-Überstandes, eine Aliquotierung und das Einfrieren bei -20 °C.

3.1.4 Versuchsvorbereitung

Für die folgenden Versuche wurden je 100 µl der 3 ml-Zellsuspension einer konfluenten T75-Zellkulturflasche auf vier 6-well-Zellkulturplatten (Falcon, Heidelberg) verteilt. Die verbleibenden 600 µl wurden in eine weitere T75-Zellkulturflasche gegeben. Je Probe erfolgte eine Zugabe von 1.9 ml steroidefreiem Medium. Die T75-Zellkulturflasche wurde mit Medium auf eine Menge von 10 ml aufgefüllt. Nach Erreichen einer 80 %-igen Konfluenz konnte mit der Versuchsbehandlung begonnen werden.

Sollte der Versuch unter steroide- und FCS-freien Bedingungen durchgeführt werden, wurde ebenfalls das Erreichen einer 80 %-igen Konfluenz abgewartet. Dann folgte etwa 24 Stunden vor Versuchsbeginn eine Moscona-Spülung der 6-well-Platten mit anschließender Zugabe von 2 ml des steroide- und FCS-freien Mediums je Probe.

3.1.5 Behandlung der HES-Zellen mit 17β-Östradiol und EGF

Die zu 80 % konfluenten Zellen wurden mit 20 ng/ml EGF (Bachem) und / oder mit 27.238 ng/ml (entspricht 10^{-7} M) 17β-Östradiol (Sigma) behandelt. Als Lösungsmittel wurden steriles Wasser und, im Fall von E2, 0.1% Ethanol benutzt. Die Substanzen wurden ins Medium gegeben und unter leichtem Schwenken verteilt. Es folgte die Inkubation im Brutschrank bei 37°C. Die Kontrollen erhielten keine Zusätze bzw. 0,05 % DMSO bei Verwendung der Inhibitoren PD98059 und U0126, sowie 0.2 % DMSO bei AG490. Nach jeweils 0.5, 1 und 2 Stunden erfolgte zur Beendigung des Versuches eine Waschung mit Moscona-Lösung. Die Zellernte erfolgte durch Zusatz von 350 µl TRK-Lysepuffer (Omega, Doraville, Georgia, USA; mit 1 % β-Mercaptoethanol versetzt) je Probe mit einem Zellschaber. Anschließend wurden die Zellen in ein 1.5 ml Eppendorfgefäß überführt und bis zur RNA-Extraktion bei -80°C eingefroren.

3.1.6 Behandlung der HES-Zellen mit Inhibitoren

Um die 17β-Östradiol- und EGF-vermittelten Signalkaskaden zu untersuchen, wurden die HES Zellen mit spezifischen Inhibitoren (Tabelle 3) 10 min vor Applikation mit E2 bzw. EGF im Brutschrank behandelt. Bei Inkubation mit DMSO-verdünnten Inhibitoren wurde den Kontrollen jeweils 1 µl des Lösungsmittels hinzugefügt. Die Zellernte erfolgte in gleicher Weise wie unter 3.1.5 beschrieben.

Wirkstoff	Lösungsmittel	Konzentration	Inhibitor (Funktion)	Lösungsmittel	Konzentration
EGF 17β-Östradiol	H_2O EtOH	20 ng/ml 10^{-7} M			
EGF 17β-Östradiol	H_2O EtOH	20 ng/ml 10^{-7} M	ZK191703 (nicht selektiver ESR-Inhibitor), Bayer Schering Pharma	96 %-EtOH	1 µM
EGF 17β-Östradiol	H_2O EtOH	20 ng/ml 10^{-7} M	Tyrphostin AG698 (EGFR-Inhibitor), Sigma	96 %-EtOH	10 µM
EGF 17β-Östradiol	H_2O EtOH	20 ng/ml 10^{-7} M	Tyrphostin AG1478 (EGFR-Inhibitor), Sigma	DMSO Methanol (1:1)	250 nM
EGF 17β-Östradiol	H_2O EtOH	20 ng/ml 10^{-7} M	PD98059 (MEK-Inhibitor), Promega	DMSO	10 µM
EGF 17β-Östradiol	H_2O EtOH	20 ng/ml 10^{-7} M	U0126 (ERK1/2-Inhibitor), Promega	DMSO	10 µM
EGF 17β-Östradiol	H_2O EtOH	20 ng/ml 10^{-7} M	STAT3-Inhibitor (STAT3 Inhibitor Peptide, cell-permeable), Merck	Steril. H_2O	100 µM
EGF 17β-Östradiol	H_2O EtOH	20 ng/ml 10^{-7} M	Tyrphostin AG490 (JAK-2 PTK-Inhibitor), Invitrogen	DMSO	20 µM und 50 µM

Tabelle 3: Inkubationen im steroidefreien Medium.

3.1.7 Untersuchungen zum Wachstum der HES-Zellen

Das Proliferationsverhalten der HES-Zellen wurde über einen Zeitraum von 8 Tagen unter steroidefreien Bedingungen (Tabelle 1) beobachtet. Zunächst wurde die Zellzahl zum Versuchsbeginn bestimmt, in dem die Zellen, wie oben beschrieben, trypsiniert und in 10 ml serumfreiem Medium resuspendiert wurden. 50 µl der Zellsuspension wurden in einer

Verdünnung von 1:200 in CASYton (Schärfe, Reutlingen) gegeben, kurz vermischt und die Zellzahl mit Hilfe des Zellzählers (CASY1, Schärfe-System) bestimmt. Anschließend erfolgte die Verteilung der Zellen auf vier 12-well-Zellkulturplatten mit je 10^5 Zellen und 500 µl steroidefreiem Medium pro Probe. Einen Tag nach Ausplattierung wurden jeweils drei Proben pro Zellkulturplatte mit 20 ng/ml EGF, drei Proben mit 27.238 ng/ml E2 (entspricht 10^{-7} M) und drei weitere mit EGF und E2 behandelt. Den Kontrollen wurden keine Substanzen zugesetzt. Es erfolgte jeden Tag ein Mediumwechsel mit erneuter Zugabe der Substanzen. Die Zellernte wurde an den Tagen 2, 4, 6 und 8 durchgeführt. Zunächst wurden die HES-Zellen mit Moscona gewaschen, es folgte die Zugabe von 50 µl Trypsin (0.25 % Trypsin-EDTA, Invitrogen) und 200 µl PBS (phosphate buffered saline), sowie die Ernte mit einem Zellschaber. Je 50 µl der Zellsuspensionen wurden erneut 1:200 verdünnt in 10 ml CASYton aufgenommen. Die Zellzahlbestimmung erfolgte mit dem Zellzähler, wobei jede Probe einer Dreifachbestimmung unterzogen wurde. Falls die Zellzahl den Messbereich des Zellzählers überschritten hatte, musste eine entsprechend höhere Verdünnung der Probe durch Zugabe von bis zu 1200 µl PBS erreicht werden. Vor Beginn der Messungen und bei Messung einer neuen Probe wurde das Gerät mehrmals mit CASYton durch Anwendung des Clean-Programmes gereinigt. Der Zellcounter erfasst alle Zellen mit einem Durchmesser von 9 – 90 µm. Die Anzahl der Zellen pro ml wurde bei einer notwendigen Verdünnung mit PBS in Microsoft Excel mit der folgenden Formel berechnet:

$$\frac{\text{Zellzahl}}{\text{ml}} = \frac{\frac{\text{Gemessene Zahl}}{1000}}{\text{Insgesamt hinzugegebene Menge an Trypsin und PBS (ml)}}$$

Außerdem erfolgte die Bestimmung der Standardabweichung für alle vier Messzeitpunkte, sowie die Bestimmung der Zellzahl in % und der Standardabweichung in % für den Tag 4.

3.2 Molekularbiologische Methoden

3.2.1 RNA-Isolierung

Die RNA-Isolierung der, wie unter 3.1.4 und 3.1.5 beschrieben, behandelten Zellen erfolgte mit Hilfe des E.Z.N.A. Kits (Omega) zur Festphasen RNA-Extraktion auf membranbeschichteten Säulen. Bei der RNA-Aufbereitung wurde nach dem Protokoll des Herstellers verfahren und die Gesamt-RNA in 60 µl RNAse freiem Wasser eluiert.

Die Konzentrationsbestimmung der Nukleinsäuren in den Eluaten erfolgte photometrisch über die Messung einer 1:50-Verdünnung bei einer Wellenlänge von 260 nm. 100 µl des mit DEPC behandeltem Wassers (0.1 % Diethylpyrocarbonat, Roth, Karlsruhe), d. h. RNase-freiem Wasser, dienten dabei als Leerwert. Die Konzentrationsmessung erfolgte mit Hilfe des RNA/DNA Calculator Gene Quant II (Amersham Pharmacia Biotech, Freiburg). Dabei wurde das Ergebnis in µg/µl angegeben.

3.2.2 DNase-Verdau

Um DNA-Verunreinigungen zu vermeiden, wurde ein 15-minütiger DNase-Verdau bei Raumtemperatur durchgeführt. Das Enzym DNase ist in der Lage einzel- und doppelsträngige DNA abzubauen ohne die vorhandene RNA zu schädigen. Gemäß dem Herstellerprotokoll wurden 1 µg RNA mit der entsprechenden Menge an DEPC behandeltem Wasser auf ein Volumen von 8.5 µl gebracht. Durch die Zugabe von einfach- DNAse Puffer (Invitrogen), sowie 0.5 µl DNase I (Invitrogen) wurde der Ansatz auf ein Volumen von 10 µl gebracht. Es folgte der 15-minütige DNase-Verdau mit anschließender Inkubation der Proben im auf 65°C vorgeheizten Thermocycler (Biometra, Göttingen, Deutschland) für 10 min zur Inaktivierung der DNase.

3.2.3 Reverse Transkription

Nach Abkühlung der Proben auf 8°C konnte mit der Reversen Transkription fortgefahren werden. Bei der Reversen Transkription wird aus RNA komplementäre DNA (cDNA) synthetisiert, die als Template für anschließende PCR-Reaktionen dienen kann. Nach Zugabe von je 15 µl des RT-Mastermixes (Tabelle 4) auf die 10 µl Proben erfolgte die Synthese des komplementären DNA-

Stranges für 1 h bei 37°C im Thermocycler (Biometra, Göttingen, Deutschland). Das Enzym M-MLV RT diente dabei der cDNA-Synthese und die Oligo-dT$_{16}$-Oligonukleotide als Primer. Abschließend erfolgte eine Erhitzung auf 90°C für 10 min zur Denaturierung von DNA/RNA-Hybriden und Inaktivierung des Enzyms. Die Proben wurden automatisch auf 8°C heruntergekühlt und die entstandene cDNA konnte bei -20°C dauerhaft aufbewahrt werden.

Verwendetes Volumen [µl]	Substanz [Konzentration]
5.75	DEPC-Wasser (0.1 % Diethylpyrocarbonat, Roth, Karlsruhe)
5.00	5x First strand buffer (Invitrogen, Hamburg)
1.25	dNTPs (Fermentas) [10 mM]
2.00	DTT (Dithiothriitol; Invitrogen, Hamburg) [0.1 M]
0.50	Oligo-dT$_{16}$-Oligonukleotide (Invitrogen, Hamburg)
0.50	M-MLV RT (moloney-murine leukemia virus reverse transcriptase, Invitrogen, Karlsruhe) [200 U/µl]

Tabelle 4: Zusammensetzung des RT-Mastermixes.

3.2.4 Semiquantitative PCR

Um die Effektivität der Reversen Transkription und die Reinheit der cDNA zu überprüfen, sowie zur relativen Quantifizierung der Proben, wurde eine semiquantitative PCR im Thermocycler durchgeführt. Zu je 2 µl der cDNA wurden 23 µl des PCR-Mastermixes hinzugegeben (Tabelle 5). Es wurden die genspezifischen Primer für Aktin β (ACTB) und für CYR61 oder GPR30 (Tabelle 6) verwendet. Im verwendeten PCR-Programm des Thermocyclers erfolgte eine kompetitive Amplifikation der entsprechenden Sequenzen. Zunächst wurde das Gerät auf 93°C vorgewärmt, es folgte eine vierminütige Erhitzung der cDNA und 40 Zyklen des PCR-Prozesses. Ein Zyklus beinhaltet eine einminütige Denaturierung der doppelsträngigen cDNA bei 94°C, gefolgt von einer einminütigen Primerhybridisierung bei 60°C und die anschließende Elongation der DNA-Sequenzen am 3´-Ende mit Hilfe der thermostabilen Taq-Polymerase für 1 min 30 s bei 72°C. Beendet wird die Semiquantitative PCR durch verbleiben der Proben bei einer Temperatur von 72°C für die Dauer von 4 min mit anschließender Kühlung auf 8°C.

Verwendetes Volumen [µl]	Substanz [Konzentration]
2.50	10-fach DNase I reaction buffer (Invitrogen)
1.00	dNTPs (Fermentas)
0.40	Primer CYR61 [je 25 pmol/µl]
0.10	Primer ACTB [je 25 pmol/µl]
0.25	Taq-Polymerase (Biotherm) [5 U/µl]
18.25	Wasser

Tabelle 5: Zusammensetzung des PCR-Mastermixes.

Bezeichnung, Fragmentgröße [bp]	5´- 3´- Sequenz
CYR61 F [143] (Invitrogen)	TAAGGAGCTGGGATTCGATG
CYR61 R	TCTGGCCTTGTAAAGGGTTG
ACTB F [209] (Invitrogen)	ACCAACTGGGACGACATGGA
ACTB R	CCAGAGGCGTACAGGGATAG
GPR30 F [91] (Invitrogen)	ACTGTGAAATCCGCAACCAT
GPR30 R	TGCTCACTCTCTGGGTACCTG

F = forward; R = reverse

Tabelle 6: Auflistung der in der semiquantitativen PCR und quantitativen Real-time PCR verwendeten Primer.

Nach Durchführung der semiquantitativen PCR wurden die Proben mit 2.5 µl 10-fach DNA-Laufpuffer (CYR61) (Tabelle 7) bzw. 5 µl 6-fach Laufpuffer Orange loading dye solution (GPR30) versetzt. Die Proben wurden auf ein 2 %-iges, Ethidiumbromid-haltiges (0.005 %, SERNA) Agarose-Gel (Invitrogen) aufgetragen. Als DNA-Standard wurde je Gel ein 100 bp DNA Marker (0.1 µg/µl, Fermentas) mitgeführt. Als Puffer des Agarose-Gels wurde TBE-Puffer (TRIS-Borat-EDTA-Puffer) (Tabelle 7) verwendet.

10-fach DNA Laufpuffer		TBE-Puffer pH 8.0	
Tris/HCl (pH 7.0)	25 mM	Tris-Base	890 mM
EDTA	150 mM	Borsäure	890 mM
Bromphenolblau	0.05 %	EDTA	20 mM
Glycerin	25.00 %	Auffüllen mit destilliertem Wasser	

Tabelle 7: Zusammensetzung des DNA-Laufpuffers und des TBE-Puffers.

Nach Anlegen einer Spannung von 120 V wurden die DNA-Fragmente anhand der Anzahl ihrer Basenpaare (bp) aufgetrennt, wobei die negativ geladene DNA in Richtung Anode wandert. Die Fragmente konnten mit Hilfe des mitgelaufenen DNA-Standards bei 143 bp für CYR61 und 209 bp für ACTB, sowie 91 bp für GPR30 detektiert werden.

Um die Expressionslevel des zu untersuchenden *CYR61*- oder *GPR30*-Genes zu bestimmen, wurde dieses in Relation mit dem konstitutiv exprimierten *ACTB*-Gen in demselben PCR-Ansatz gesetzt. Ein Geldokumentationsgerät (Gel Imager Intas, Göttingen) diente der Analyse der aufgetrennten Banden unter UV-Licht. Anschließend erfolgte die densitometrische Auswertung der Banden mit Hilfe des Programmes „Scion Image" (Scion Coporation, Frederick, Maryland, USA). Hier wurden die Anzahl der weißen und schwarzen Pixel nach Abzug des Hintergrundes dargestellt und die Signale von *CYR61* zu denen des Kontrollgenes *ACTB* in Beziehung gesetzt. Die mRNA-Expression der Kontrollen wurde gleich 1 gesetzt, die relative CYR61 mRNA-Expression der behandelten Proben auf die Kontrollen bezogen und grafisch dargestellt.

3.2.5 Quantitative PCR

Die Quantitative (Real-time) PCR dient der Amplifikation von cDNA und kann mit Hilfe von Fluoreszenz-Messungen eine Quantifizierung der amplifizierten Gene in jedem der PCR-Zyklen vornehmen. Durchgeführt wurde die PCR in einem „ABI Prism 7300 Sequence Detection System" (Applied Biosystems) in einer 96-well Platte (96-well optical reaction plate, Applied Biosystems), die mit einer Folie (MicroAmp Optical Adhesive Film, Applied Biosystems) verschlossen wurde. Je 40 ng der cDNA jeder behandelten Probe wurde in einem dreifachen Ansatz verwendet und mit 19 µl des PCR-Mastermixes (Tabelle 8) nach Angaben des Herstellers versetzt.

3 | Material und Methoden

verwendetes Volumen [µl]	Substanz [Konzentration]
10.00	Power SYBR Green PCR Master Mix (Applied Biosystems)
8.70	HPLC aufgereinigtes Wasser (High performance liquid chromatography, Merck)
0.15	Primer F [25 pmol/µl]
0.15	Primer R [25 pmol/µl]

Tabelle 8: Zusammensetzung des PCR-Mastermixes.

Der im Mastermix enthaltene fluoreszierende Farbstoff SYBR Green interkaliert ohne Sequenzberücksichtigung in die doppelsträngige DNA, wodurch die Fluoreszenz dieses Farbstoffes zunimmt. Über die Zunahme der Fluoreszenzintensität konnte die Menge der amplifizierten DNA mit Hilfe des CCD-Detektors (Charge Coupled Device) bestimmt werden. Zur Auswertung mussten in jeder 96-well Platte eine Kontrolle ohne cDNA-Zusatz, sowie die Standardreihe des zu untersuchenden Gens in den Konzentrationen von 0.1 fg/µl bis 1 pg/µl mit amplifiziert werden. Aus den C_T-Werten der Verdünnungsstufen und den dazu angegebenen DNA-Konzentrationen konnte eine Standardkurve mit zugehöriger Steigung berechnet werden. Die Probenkonzentrationen konnten durch Vergleich der Proben-C_T-Werte mit der Standardkurve ermittelt werden.

Die PCR-Reaktion setzt sich aus mehreren, sich wiederholenden Schritten zusammen. Eine Aktivierung der Taq-Polymerase erfolgt für 10 min bei 95 °C. Anschließend folgen 40 Zyklen, die aus einer Erhitzung auf 95 °C für 15 s und einer einminütigen Inkubation bei 60 °C bestehen. Die Spezifität der Amplifikate kann auf Grund der unterschiedlichen Schmelzkurven verschiedener DNA-Sequenzen bestimmt werden. Dazu wurden die Proben anschließend an die PCR-Reaktion in 0.1 °C-Schritten von 60 °C auf 90 °C erhitzt und deren Fluoreszenzintensität gemessen.

Zur Auswertung der Real-time PCR musste der C_T-Wert (Threshold cycle) mit Hilfe der ABI 7300 System Software manuell bestimmt werden. An diesem Wert übersteigt die Fluoreszenzintensität erstmalig signifikant das unspezifische Hintergrundsignal. Der C_T-Wert ist definiert als Schnittpunkt der exponentiellen Anteile aller Amplifikationskurven. Abgelesen wird er am Anfang der exponentiellen Phase und beschreibt einen bestimmten C_T-Wert für alle Proben. Aus den C_T-Werten der mitgeführten Standardreihe konnten definierte DNA-Konzentration errechnet werden. Durch den Vergleich der C_T-Werte der einzelnen Proben mit der Standardreihe wurden die DNA-

Konzentrationen der Proben ermittelt. Die endgültige Konzentration wurde durch Bildung des Mittelwertes aus dem Dreifachansatz bestimmt. Zur Festlegung der relativen CYR61 mRNA-Expression wurde der Mittelwert der CYR61 mRNA zu dem der konstitutiv exprimierten ACTB mRNA in Relation gesetzt. Um den Effekt zu ermitteln, wurden diese Werte auf die unbehandelten Kontrollen bezogen.

3.3 Immunzytochemische Untersuchungen

Mit Hilfe der Immunzytochemie können Proteine unter Verwendung von spezifischen Antikörpern markiert werden. Primärantikörper binden hierbei an die zu untersuchenden Proteine. Der Sekundärantikörper richtet sich gegen den Primärantikörper und kann diesen durch einen fluoreszierenden Farbstoff sichtbar machen.

3.3.1 Vorbereiten der HES-Zellen für die Immunzytochemie

Je 25 µl der HES-Zellen wurden zusammen mit 500 µl steroidefreiem Medium in eine 12-well-Zellkulturplatte gegeben, in der sich sterile Glasplättchen befanden (ø 10 mm). Außerdem wurde eine Petrischale (ø 35 mm) für die Antikörperkontrollen mit 50 µl HES-Zellen, 1 ml Medium und zwei Glas-Plättchen vorbereitet. Nach Erreichen einer ca. 50 %-igen Konfluenz konnten die Zellen entsprechend Abschnitt 3.1.4. mit 27.238 ng/ml E2, 20 ng/ml EGF oder E2 und EGF für 0.5, 1 und 2 h behandelt werden.

3.3.2 Durchführung der Immunzytochemie

Nach Ablauf der Inkubationsdauer wurden die Zellen in der 12-well-Zellkulturplatte sowie der Petrischale kurz mit Moscona gewaschen und mit 500 µl eines Methanol/Aceton - Gemisches (1:1) fixiert. Der Fixierung folgte eine zweimalige Waschung für je 5 min in PBS (Phosphate Buffered Saline), sowie die 15-minütige Blockierung unspezifischer Antikörperbindungsstellen in PBS/BSA (0.1 % Bovine Serum Albumin). Alle Arbeitsschritte der Immunzytochemie wurden bei Raumtemperatur durchgeführt. Anschließend wurde der Primärantikörper gegen CYR61 für 1 h auf den Zellen inkubiert, wobei den Kontrollansätzen stattdessen PBS/BSA zugegeben wurde, um als Kontrolle für die Sekundärantikörper zu dienen. Die Antikörper mit ihren entsprechenden Verdünnungen sind der Tabelle 9 zu entnehmen. Es folgte eine dreimalige je 5-minütige Waschung mit PBS/BSA und die Inkubation mit dem Sekundärantikörper für 45 min. Da dieser Antikörper mit einem Fluoreszenzfarbstoff gekoppelt ist, wurden die folgenden Schritte im Dunkeln durchgeführt. Dann wurde erneut zweimalig mit PBS/BSA gewaschen. Zur Vermeidung von Kreuzreaktionen zwischen den Antikörpern folgte eine zweiminütige Inkubation der HES-Zellen mit 3.7 %-igem Formalin, das der Quervernetzung und Fixierung der bereits vorhandenen Primär-Sekundär-Antikörper-Komplexe diente. Nach zwei weiteren PBS/BSA Waschungen zur Entfernung des Formalins konnten die Zellen mit dem zweiten Primärantikörper (EGFR, pEGFR oder ERα) (Tabelle 9) für 1 h inkubiert werden, wobei die Kontrollansätze wieder PBS/BSA erhielten. Dann wurde wiederum dreimal für je 5 min mit PBS/BSA gewaschen und die Inkubation für 45 min mit dem Sekundärantikörper durchgeführt, gefolgt von einem zweimaligen Waschschritt mit PBS/BSA und einem 5-minütigen Waschen in PBS. Um später die Zellkerne darstellen zu können, wurde eine 15-minütige Inkubation bei 37°C mit dem 1:200 in Methanol verdünnten Fluoreszenzfarbstoff DAPI (4',6-Diamidino-2-phenylindol; 0.1 µg/ml, Sigma, München) durchgeführt, der sich bevorzugt an AT-reiche Regionen der DNA anlagert. Eine kurze Waschung entfernte überschüssiges DAPI. Die HES-Zellen wurden zuletzt in Aqua bidest gewaschen, mit Mowiol (Tabelle 10) auf Objektträgern (Engelbrecht, Edermünde) fixiert und mit einem Glasplättchen abgedeckt (ø 10 mm). Die Lagerung erfolgte bis zur mikroskopischen Auswertung im Dunkeln bei 4°C.

Primärantikörper	Verdünnung	Sekundärantikörper	Verdünnung
Rabbit anti-human CYR61 (NOVUS, #10-356)	1:100	Alexa 488 donkey anti rabbit IgG	1:400
Anti-EGF Rezeptor (Zytomed Systems, 2-1E1)	1:200	Cy3 donkey anti mouse IgG	1:200
Anti-Phospho-EGF Rezeptor Tyr1173 (Cell Signaling, #4407)	1:100	Cy3 donkey anti rabbit IgG	1:400
Anti-Phospho-ErbB2 Tyr877 (Cell Signaling, #2241)	1:100	Cy3 donkey anti rabbit IgG	1:200
Anti-Östrogen-Rezeptor α, ERα Antikörper (DAKO)	1:20	Cy3 donkey anti mouse IgG	1:400

Tabelle 9: Auflistung der verwendeten Antikörper.

verwendetes Volumen	Substanz [Konzentration]
2.4 g	Mowiol 4-88 Reagent (Calbiochem)
6.0 g	Glycerin
18 ml	Tris / HCl pH 8.5 [0.15 M]

Tabelle 10: Zusammensetzung von Mowiol.

Der Auswertung diente ein Laser Scanning Microscope (LSM; Zeiss, Jena) mit Lasern der Wellenlängen 390, 488 und 543 nm. Die Detektion von CYR61 erfolgte bei 543 nm, von EGFR, pEGFR, pErbB2 bzw. ERα bei 488 nm und DAPI konnte mittels UV-Licht bei 390 nm dargestellt werden.

Eine mitgeführte Kontrolle ohne den primären Antikörper erlaubte die Einstellung der Hintergrundfluoreszenz. Erst im Anschluss erfolgte die Messung der positiv gefärbten Präparate.

3.4 Statistische Auswertung

Expressionsunterschiede, die sich in der Dreifachbestimmung während der quantitativen (Real-time) PCR ergaben, wurden beim Erreichen einer Probenanzahl von n = 4 mit Hilfe des nichtparametrischen Mann-Whitney-Tests auf ihre Signifikanz (p ≤ 0.05) hin überprüft. Die statistische Analyse wurde mit dem Programm „SPSS 14 for Windows" (SPSS Inc, Chicago, IL) durchgeführt.

Die Standardfehler (SEM = Standard Error of the Mean) der Mittelwerte der relativen mRNA-Konzentrationen wurden errechnet und dienten den Expressionsuntersuchungen an den HES-Zellen. Hierzu wurde der Quotient aus der Standardabweichung (SD) und der Wurzel der Anzahl der Messungen (n) gebildet: $SEM = SD/\sqrt{n}$.

Aufgetragen wurden die Versuchsresultate als Diagramme mit Hilfe von Microsoft Excel durch die Festlegung der Kontroll-Expression in den Vehikel-behandelten Proben bei f(x) = 1.

4 Ergebnisse

4.1 Lokalisierung der Östrogen- und EGF-Rezeptoren

Nachdem der Nachweis über die Expression von Östrogen- und EGF-Rezeptoren der HES-Zellen auf mRNA- und Protein-Ebene erbracht wurde (Abschnitt 3.1.2), konnte anhand der Immunzytochemie zunächst die Lokalisierung von CYR61, sowie ER und EGFR untersucht werden.

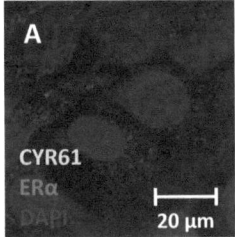 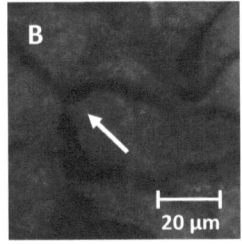 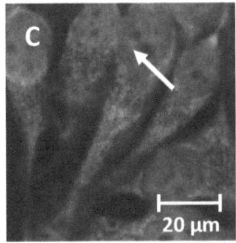

Abbildung 12: Lokalisierung von CYR61 und ERα in HES-Zellen. (A) Expression des CYR61-Proteins (grün) und des ERα (rot) in unbehandelten HES-Zellen. (B) Expression von CYR61 und Kernlokalisierung von ERα nach zweistündiger E2-Behandlung. (C) Erhöhte Expression des CYR61-Proteins und Kernlokalisierung von ERα nach Behandlung mit E2 und EGF über 2 h.

Es konnte gezeigt werden, dass HES-Zellen ohne Hormonsupplementation eine relativ schwache Expression des CYR61-Proteins aufweisen. Der Östrogenrezeptor α (ERα) war hauptsächlich im Zytoplasma lokalisiert (Abbildung 12 A). Sowohl nach zweistündiger 17β-Östradiol-, als auch nach kombinierter 17β-Östradiol- und EGF-Behandlung ließ sich der Östrogenrezeptor im Zellkern darstellen (Abbildung 12 B, C). Nach kombinierter zweistündiger 17β-Östradiol- und EGF-Behandlung war außerdem eine verstärkte zytoplasmatische Expression von CYR61 (Abbildung 12 C) im Vergleich zur unbehandelten Kontrolle und alleiniger 17β-Östradiol-Behandlung zu erkennen.

4 | Ergebnisse

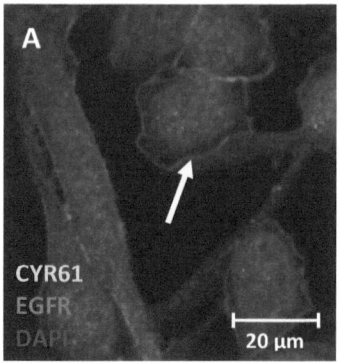 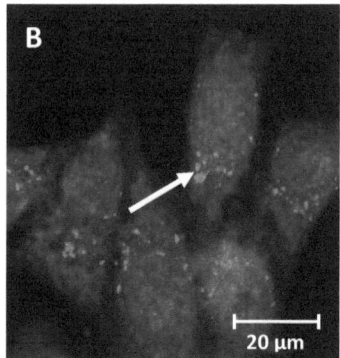

Abbildung 13: Lokalisierung von CYR61 und EGFR in HES-Zellen. (A) Expression des CYR61-Proteins (grün) und des EGFR (rot) in unbehandelten HES-Zellen. (B) Nach 30-minütiger EGF-Behandlung zeigt sich eine Internalisierung des EGFR ins Zytoplasma.

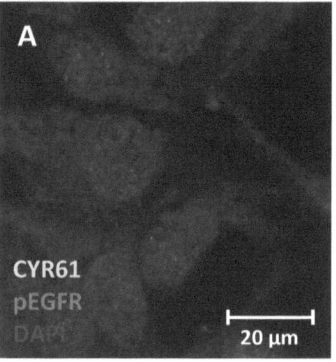 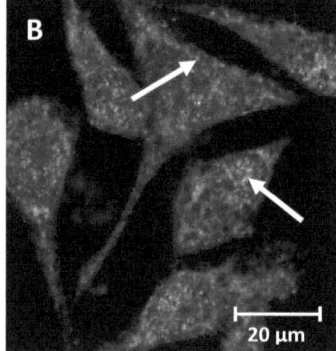

Abbildung 14: Lokalisierung von CYR61 und pEGFR in HES-Zellen. (A) Expression des CYR61-Proteins (grün) in unbehandelten Kontrollen. (B) Nach Behandlung mit EGF für 30 min wird der pEGFR (rot) im Zytoplasma angefärbt.

Der EGF-Rezeptor der untersuchten HES-Zelllinie ist membranständig lokalisiert (Abbildung 13 A). Nach einer 30-minütigen Inkubation mit EGF ist eine Aktivierung und Internalisierung des EGFR ins Zytoplasma erkennbar (Abbildung 13 B).

Unbehandelte HES-Zellen weisen keinen phosphorylierten EGFR (pEGFR) auf (Abbildung 14 A). Erst nach einer Behandlung mit EGF über 30 min lässt sich der pEGFR im Zytoplasma darstellen (Abbildung 14 B).

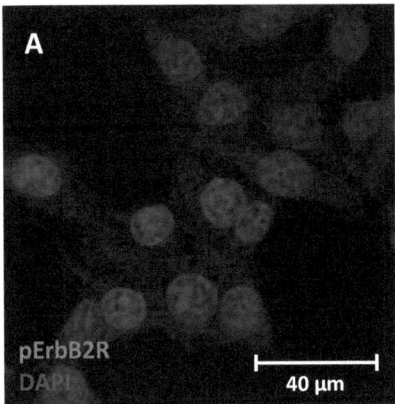 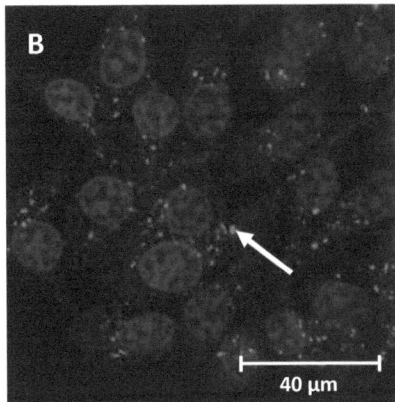

Abbildung 15: Lokalisierung des phosphorylierten ErbB2-Rezeptors in HES-Zellen. (A) Keine Aktivierung von pErbB2R in unbehandelten Kontrollen. (B) Zytoplasmatische Lokalisierung des pErbB2R (rot) nach 30-minütiger EGF-Behandlung.

Unbehandelte HES-Zellen zeigen keine Expression des phosphorylierten ErbB2-Rezeptors (pErbB2R) (Abbildung 15 A). Nach einer 30-minütigen EGF-Behandlung lässt sich die zytoplasmatische Lokalisierung von pErbB2R darstellen (Abbildung 15 B).

Die für die Aktivierung sowohl der Östrogen- als auch der EGF-Rezeptoren eingeschalteten Signalwege, sowie deren Auswirkung auf die Expression des CYR61-Proteins, sollten durch weitere Versuche untersucht werden.

4.2 Effekte von 17β-Östradiol und EGF auf die Proliferation der HES-Zellen

Die Relevanz von 17β-Östradiol (E2) und EGF für das Proliferationsverhalten der endometrialen HES-Zellen wurde mit Hilfe halbautomatischer Zellzahlzählung am CASY-Counter untersucht. Die Zellen wurden mit den Mediatoren behandelt und deren Wachstum an Tagen 0, 2, 4, 6 und 8 dokumentiert. Angefangen mit einer Zellzahl von 10^5 am Tag 0 kam es sowohl in den mit E2, EGF, sowie E2 und EGF behandelten Gruppen, als auch bei den unbehandelten Kontrollen zu einer Zunahme der Zellzahl je Probe bis zum Tag 4 (Abbildung 16). Bei alleiniger E2-Applikation war am Tag 4 mit $5.6 \cdot 10^6$ Zellen die geringste Zellzahl im Vergleich zur Behandlung mit EGF bzw. mit E2 und EGF zu verzeichnen (Abbildung 16). Zu demselben Zeitpunkt konnte nach der Behandlung mit

4 | Ergebnisse

EGF eine Zellzahl von 6.1 · 10^6 Zellen detektiert werden. Auffallend war, dass die simultan mit E2 und EGF behandelten Proben am Tag 4 mit durchschnittlich 9.4 · 10^6 Zellen eine Verdopplung der Zellzahl gegenüber der Kontrollgruppe (4.3 · 10^6 Zellen) zeigten (Abbildung 16). Auch konnte eine höhere Zellzahl im Vergleich zu den E2 bzw. EGF behandelten Proben nachgewiesen werden (Abbildung 16).

In Abbildung 16 wird deutlich, dass sich die genannten Kurvenverläufe nur bis zum Tag 4 verfolgen ließen. Am 6. Tag fand sich in der unbehandelten Kontrolle die höchste Zellzahl mit 7.9 · 10^5 im Vergleich zu den mit Mediatoren behandelten Zellen. Überraschend war auch, dass es in den mit E2 und EGF behandelten Proben sogar zu einem Absterben der Zellen vom 4. Tag (9.4 · 10^6) auf den 6. Tag (7.8 · 10^5) gekommen ist (Abbildung 16).

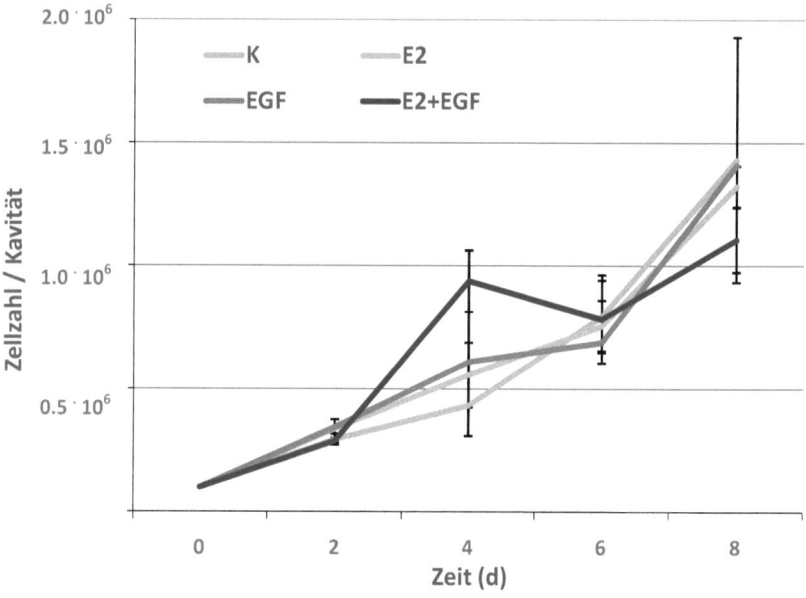

Abbildung 16: Wachstumsverhalten der endometrialen HES-Zellen. Dargestellt ist die Proliferation nach Inkubation mit 17β-Östradiol, EGF, simultaner Inkubation mit E2 und EGF, sowie der unbehandelten Kontrolle. (n = 3).

Um das Proliferationsverhalten der HES-Zellen am 4. Versuchstag noch genauer deuten zu können, wurde die Zellzahl in % angegeben und einer statistischen Auswertung unterzogen (Abbildung 17).

4 | Ergebnisse

Die mit E2 behandelten Zellen zeigten eine leichte aber nicht signifikante Zunahme der Zellzahl im Vergleich zur unbehandelten Kontrolle. Eine EGF-Applikation steigerte die Zellzahl signifikant im Vergleich zur Kontrolle. Die simultan mit E2 und EGF inkubierten Zellen zeigten eine signifikante Zunahme der Zellzahl im Vergleich zur unbehandelten Kontrolle um mehr als das Doppelte (Abbildung 17). Auch im Vergleich zu den mit E2 bzw. EGF behandelten Proben konnte unter simultaner Mediatorinkubation ein signifikanter Anstieg der Zellzahl nachgewiesen werden (Abbildung 17).

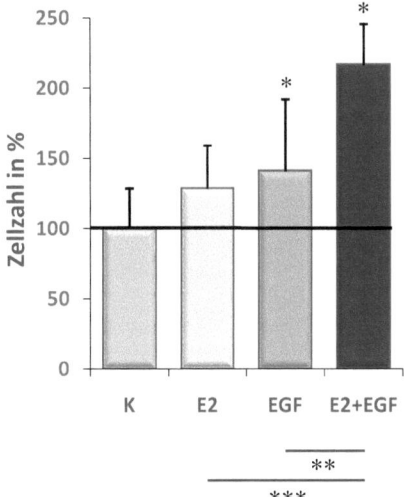

Abbildung 17: **Zellzahl der endometrialen HES-Zellen.** Dargestellt ist die Zellzahl in % nach Inkubation mit E2, EGF, simultaner Inkubation mit E2 und EGF, sowie in der unbehandelten Kontrolle am Tag 4. Die Kontrolle (K) wurde hierbei gleich 100 % gesetzt. (n = 3).
* $p < 0.01$ beim Vergleich der Zellzahl der behandelten Proben zu den unbehandelten Kontrollen.
** $p < 0.05$ beim Vergleich der Zellzahl nach simultaner Applikation von E2 und EGF mit der alleinigen EGF-Gabe.
*** $p < 0.01$ beim Vergleich der Zellzahl nach simultaner Applikation von E2 und EGF mit der alleinigen 17β-Östradiol-Gabe.

4.3 Effekte von 17β-Östradiol und EGF auf die CYR61 mRNA-Expression

Es ist bekannt, dass die endometrialen Transformationen während des Zyklus sowohl unter dem Einfluss von 17β-Östradiol (E2) als auch von EGF stehen. Auch CYR61 wird im Endometrium zyklisch mit einer signifikant höheren CYR61 mRNA-Expression in der Proliferationsphase im Vergleich zur Sekretionsphase reguliert (Absenger et al., 2004; Gashaw et al., 2008b; MacLaughlan et al., 2007). Zu den proliferativen Faktoren gehören vor allem das Steroidhormon Östrogen aber auch der Wachstumsfaktor EGF. Deshalb wurden in dieser Arbeit die Effekte von E2 und EGF auf die CYR61 mRNA-Expression näher untersucht.

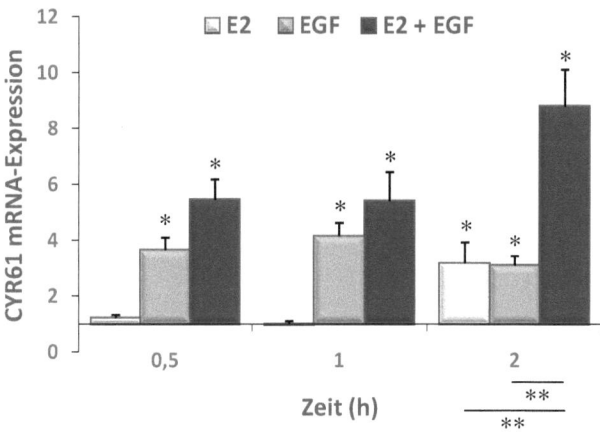

Abbildung 18: Regulation der CYR61 mRNA-Expression. Dargestellt ist die CYR61 mRNA-Expression nach Behandlung mit E2 und EGF, sowie nach simultaner Applikation von E2 und EGF für jeweils 0.5, 1 und 2 h. (n ≥ 9).
Die Normierung der relativen CYR61 mRNA-Expression wurde mittels der mRNA-Level des konstitutiv exprimierten ACTB durchgeführt und auf die Expressionslevel der unbehandelten Kontrollen bezogen (f(x) = 1).
* $p < 0.05$ beim Vergleich der CYR61 mRNA-Expression der behandelten Proben zu den unbehandelten Kontrollen.
** $p < 0.05$ beim Vergleich der CYR61 mRNA-Expression nach simultaner Applikation von E2 und EGF mit der alleinigen 17β-Östradiol- bzw. EGF-Gabe.

Die alleinige Applikation von 27.238 ng/ml E2 zu den endometrialen HES-Zellen zeigte nach zweistündiger Behandlung eine statistisch signifikante Hochregulation der CYR61 mRNA-Expression (Abbildung 18). Unter Zusatz von 20 ng/ml EGF ließ sich zu allen drei untersuchten Zeitpunkten eine signifikante Erhöhung der CYR61 mRNA-Expression erkennen (Abbildung 18). Die simultane Behandlung der HES-Zellen mit E2 (27.238 ng/ml) und EGF (20 ng/ml), wie sie unter physiologischen Bedingungen im Endometrium anzutreffen ist, zeigte ebenfalls zu allen Zeitpunkten eine signifikante Hochregulation von CYR61. Interessanterweise wurde ein verstärkter Effekt auf die CYR61 mRNA-Expression nach zweistündiger simultaner Applikation deutlich (Abbildung 18).

Dieser additive Effekt nach zweistündiger Behandlung mit E2 und EGF stellt sich signifikant, sowohl zur alleinigen E2-, als auch zur alleinigen EGF-Applikation dar (Abbildung 18).

4.4 Östrogenrezeptor-vermittelte CYR61 Regulation

Abbildung 19 zeigt, dass es nach einer zweistündigen Inkubation der endometrialen HES-Zellen mit 27.238 ng/ml E2 zu einer signifikanten Erhöhung der CYR61 mRNA-Expression kommt. Die östrogenen Effekte werden meist durch die nukleären Östrogenrezeptoren vermittelt. Deshalb wurde deren Involvierung durch gleichzeitige Behandlung mit E2 und dem nicht selektiven Östrogenrezeptor-Inhibitor ZK191703 näher untersucht. Erwartungsgemäß wurde diese Induktion signifikant auf das Kontrolllevel reduziert (Abbildung 19).

Eine simultane Behandlung der HES-Zellen über 2 h mit E2 und EGF zeigte einen signifikanten additiven, induktiven Effekt auf die CYR61 mRNA-Expression (Abbildung 18). Nach zusätzlicher Inkubation mit dem Antiöstrogen konnte dieser Effekt ebenfalls signifikant gehemmt werden (Abbildung 19). Anschließend daran stellte sich die Frage, ob die signifikante Herunterregulation des additiven Effektes durch das Antiöstrogen ZK191703 allein durch die Hemmung des 17β-Östradiol-Effektes Zustande gekommen ist, oder ob EGF nach 2 h ebenfalls über die Östrogenrezeptoren vermittelt wurde. Um diesem nachzugehen, wurde auch EGF mit dem Antiöstrogen ZK191703 für 2 h inkubiert (Abbildung 20). Die Zugabe des Antiöstrogens zu EGF führte zu keiner Hemmung des EGF-Effektes auf die CYR61 mRNA-Expression. Aus Abbildung 20 wird klar, dass die Hemmung des simultanen 17β-Östradiol- und EGF-Effektes durch das Antiöstrogen lediglich auf das Niveau des alleinigen EGF-Effektes erfolgte.

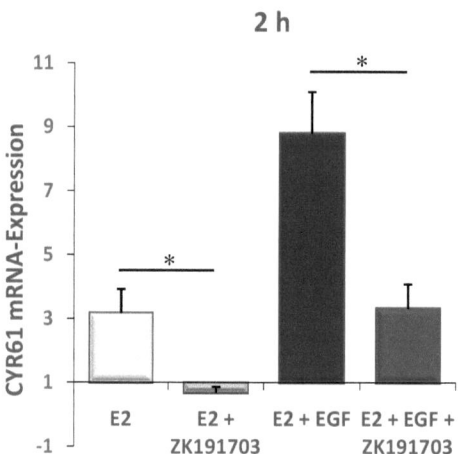

Abbildung 19: Östrogene Regulation der CYR61 Genexpression. Dargestellt ist die CYR61 mRNA-Expression nach zweistündiger Behandlung der HES-Zellen mit E2, simultaner Inkubation mit E2 und EGF, sowie Zugabe des Antiöstrogens ZK191703 zu den genannten Mediatoren. (n ≥ 6).
* $p < 0.05$ beim Vergleich der CYR61 mRNA-Expression zu den Zellen ohne Antiöstrogen-Zugabe.

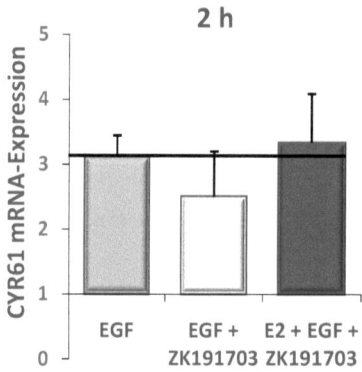

Abbildung 20: Wirkung des Antiöstrogens auf die EGF-vermittelten Effekte. Darstellung der CYR61 mRNA-Expression nach zweistündiger Behandlung der HES-Zellen mit EGF, Inkubation von EGF mit dem Antiöstrogen ZK191703, sowie simultane Gabe von E2, EGF und ZK191703. (n ≥ 6).

Zusammenfassend lässt sich daher sagen, dass E2 die CYR61 mRNA-Expression über Östrogenrezeptoren stimuliert. Der EGF-Effekt auf das CYR61-Protein läuft dagegen nicht über

Östrogenrezeptoren. Die Herunterregulation des simultanen Effektes aus E2 und EGF durch ZK191703 wird allein durch die Hemmung der E2-Komponente vermittelt. Weiterführend soll anhand dieser Ergebnisse untersucht werden, über welche Rezeptoren und Signalkaskaden die CYR61 mRNA-Expression durch EGF reguliert wird.

4.5 Expression von GPR30 in endometrialen HES-Zellen

Abbildung 19 zeigt, dass der EGF-Effekt nach 2 h nicht über Östrogenrezeptoren vermittelt wurde. Wie in dem Kapitel 1.4. dargestellt worden ist, wurden verschiedene Überschneidungen zwischen der 17β-Östradiol- und der EGF-Signalkaskade beschrieben. Hier ist besonders die Transaktivierung des EGFR mittels E2 über den G-Protein- gekoppelten Rezeptor GRP30 zu erwähnen.
Unter Verwendung semiquantitativer PCR und anschließender Auftrennung der Amplifikate im Agarose-Gel sollte die Expression von GPR30 in den endometrialen HES-Zellen untersucht werden. Als Kontrollen dienten hierbei die GPR30-positiven endometrialen Karzinomzellen RL95, sowie Zellen des Endometriums. Die HES-Zellen zeigten eine eindeutige Exprimierung von GPR30 bei n = 4 (Abbildung 21).

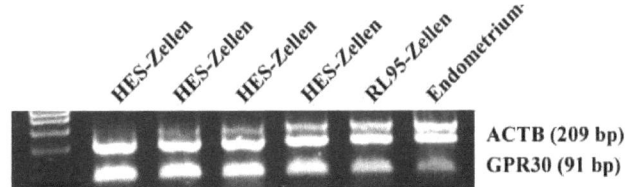

Abbildung 21: Auftrennung der Amplifikate im Agarose-Gel nach semiquantitativer PCR.

Als Ausblick stellt sich nun die Frage, ob es in dieser Zelllinie ebenfalls durch eine Stimulation mit E2 vermittelt über GPR30 zu einer Aktivierung des EGFR kommt. Außerdem interessiert der mögliche Einfluss der GPR30-induzierten Stimulation des EGFR auf die CYR61 mRNA-Expression. Dieser Signalweg soll aber im Rahmen meiner Arbeit nicht verfolgt werden.

4.6 Regulation der CYR61 mRNA-Expression durch Inhibition des EGF Rezeptors

EGF-vermittelt laufen in der Zelle zunächst über die Aktivierung von Rezeptoren sich daran anschließende Signalkaskaden ab. Zunächst sollte der Focus auf den durch EGF eingeschalteten EGF-Rezeptor (EGFR, ErbB1) gelegt werden, der bereits 2000 von Olayoiye et al. beschrieben werden konnte. Die Aktivierung des EGFR führt zur Bildung eines Rezeptorhomo- oder Rezeptorheterodimers mit ErbB2 und zur Einschaltung von Phosphorylierungskaskaden an Tyrosin- und Serin-Resten des intrazellulären C-terminalen Rezeptorendes. Zum näheren Verständnis sei hierbei auf Kapitel 1.3.2 verwiesen. ErbB-Inhibitoren der Tyrphostin-Gruppe wurden zur Inhibition des EGFR-vermittelten Signalweges gewählt und sollten die Involvierung in der EGF-vermittelten CYR61-Induktion zeigen.

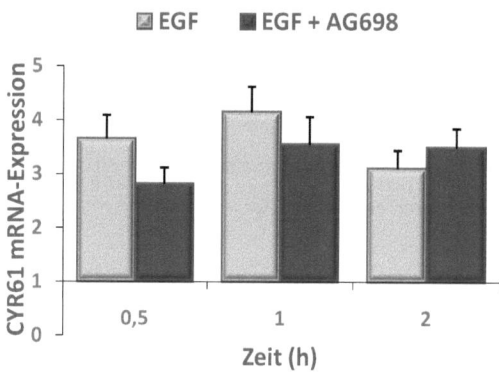

Abbildung 22: Wirkung des EGFR-Inhibitors AG698. Dargestellt ist die CYR61 mRNA-Expression nach 0.5-, 1- und 2-stündiger Inkubation der HES-Zellen mit EGF, sowie EGF und AG698 (10 µM). (n = 12).

Die Phosphorylierung der EGFR-Homodimere wurde zunächst mit dem Tyrphostin AG698 gehemmt, einem niedermolekularen kompetitiven Inhibitor der Protein-Tyrosinkinasen (PTKs). Der Inhibitor wurde in einer Konzentration von 10 µM verwendet. Der Effekt vom EGFR-Inhibitor AG698 ist in Abbildung 22 grafisch dargestellt. Erstaunlicherweise führte die simultane Inkubation der endometrialen HES-Zellen mit EGF und AG698 zu keinem der drei untersuchten Zeitpunkte zu einer signifikanten Hemmung der CYR61 mRNA-Expression im Vergleich zur alleinigen EGF-Behandlung.

4 | Ergebnisse

Der intrazellulär gelegene Anteil des EGF-Rezeptors kann durch Phosphorylierung an 5 Haupt-Tyrosin-Phosphorylierungsstellen, sowie weiteren Tyrosin- und Serin-Resten zu einer Signalkaskaden-Aktivierung führen (Abbildung 23). Eine Angabe darüber, an welchem Tyrosin- bzw. Serin-Rest das Tyrphostin AG698 die Phosphorylierung und somit Aktivierung des EGFR hemmen sollte, wird in der Literatur leider nicht gemacht. Aus diesem Grund wurde ein weiteres Tyrphostin verwendet, das ebenfalls die EGFR-Homodimer-Bildung blockiert. Hierbei handelt es sich um das Tyrphostin AG1478, das seine Hauptwirkung am Tyrosinrest 1148 entfaltet, einem der Hauptphosphorylierungsstellen des EGFR (Abbildung 23).

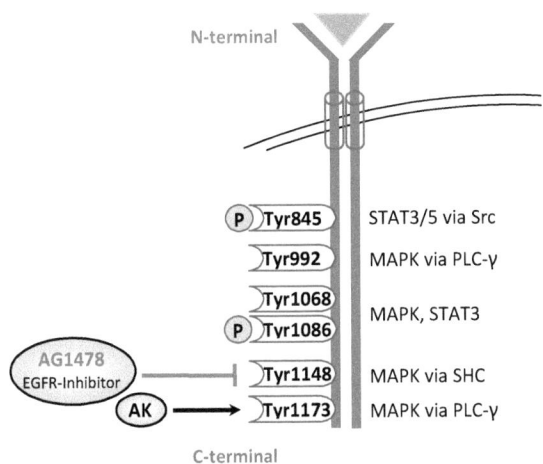

Abbildung 23: EGF-induzierte Phosphorylierung von Tyrosinresten des EGFR mit eingeschalteten Signalkaskaden. (AK = Antikörper, Tyr = Tyrosin). (In Anlehnung an Olayoiye et al., 2000; Sato et al., 2003; Shao et al., 2003 und Zimmer et al., 2008).

4 | Ergebnisse

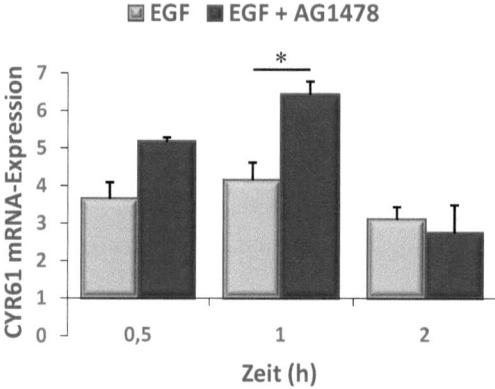

Abbildung 24: Wirkung des EGFR-Inhibitors AG1478. Dargestellt ist die Wirkung von AG1478 in einer verwendeten Konzentration von 250 nM auf die EGF-vermittelte Induktion der CYR61 mRNA-Expression nach 0.5, 1 und 2 h. (n ≥ 4).
* $p < 0.01$ beim Vergleich der EGF-vermittelten CYR61 mRNA-Expression mit und ohne Verwendung von AG1478.

Durch simultane Behandlung der HES-Zellen mit EGF und AG1478 sollte eine mögliche Involvierung des ErbB1-Rezeptors in die CYR61-Induktion noch weitergehend untersucht werden. Bei der Inkubation über 0.5, 1 und 2 h wurde das Tyrphostin in einer Konzentration von 250 nM verwendet. Aus Abbildung 24 wird deutlich, dass auch die Zugabe von AG1478 zu keinem untersuchten Zeitpunkt zu einer Hemmung der CYR61 mRNA-Expression führt. Ein gegenteiliger Effekt wurde nach 1 h beobachtet. Hier kam es zu einer signifikanten Induktion der CYR61 mRNA-Expression durch Zugabe von AG1478.

Obwohl eine Hemmung des C-terminal gelegenen EGFR-Rezeptoranteils durch AG1478 in der Arbeitsgruppe nachgewiesen wurde[1], führte diese nicht zu einer Herunterregulation der EGF mediierten CYR61 mRNA-Expression. Nun stellt sich die Frage, ob durch die Phosphorylierung des N-terminal, intrazellulär gelegenen Rezeptoranteiles die CYR61 mRNA-Expression reguliert wird.

Um die Ergebnisse zu verifizieren, wurden die Wirkungen der Inhibitoren AG698 und AG1478 bezüglich ihrer Phosphorylierungseigenschaften des EGFR auf Protein-Ebene mit Hilfe eines Western Blots untersucht[1]. Abbildung 25 zeigt die Proteinexpression zu den Zeitpunkten 0.5, 1 und 2 h. Als Ladekontrolle für die Menge des aufgetragenen Proteins (50 µg) diente das konstitutiv

---

[1] Die Western Blots wurden von Frau Gabi Sehn und Frau Dr. Isabella Gashaw durchgeführt und hier zur Auswertung zur Verfügung gestellt.

exprimierte Aktin-Protein. Die Lösungsmittel-Kontrollen (ctrl) zeigten zu allen drei Zeitpunkten eine zu erwartende fehlende Phosphorylierung des EGFR. Eine Inkubation der endometrialen HES-Zellen mit EGF führte zur Aktivierung und damit Phosphorylierung des EGFR (Abbildung 25).

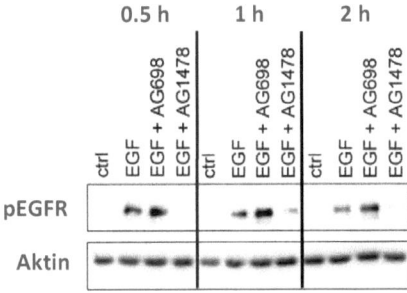

Abbildung 25: Wirkung der Tyrphostine AG698 und AG1478. Dargestellt ist der Einfluss der Tyrphostine auf die Phosphorylierung des EGFR. Die Inkubation erfolgte über die Zeitpunkte 0.5, 1 und 2 h. (ctrl = Lösungsmittel-Kontrollen).

Erstaunlicherweise führte eine Zugabe des EGFR-Inhibitors AG698 nicht zu einer Inhibition der Rezeptorphosphorylierung (Abbildung 25). Die fehlende Hemmung der Phosphorylierung erklärt, dass die CYR61 mRNA-Expression durch AG698 nicht herunterreguliert wurde (Abbildung 22). In diesem Zusammenhang muss erwähnt werden, dass der im Western Blot verwendete Antikörper an die Phosphorylierungstelle Tyr1173 bindet (Abbildung 23). Deshalb konnte die fehlende Inhibition der Phosphorylierung durch AG698 nur für das C-terminale Ende des EGFR komplett ausgeschlossen werden.

Die Behandlung der HES-Zellen mit EGF und dem das C-terminale Ende des EGFR inhibierenden Tyrphostin AG1478 zeigte im Western Blot eine fast vollständige Hemmung der C-terminalen Phosphorylierung des EGFR (Abbildung 25). Da der verwendete Antikörper ebenfalls am C-terminalen Rezeptorende angreift (Abbildung 23), konnte eine Wirkung des Inhibitors AG1478 auf die Rezeptorphosphorylierung bewiesen werden. Die Hemmung durch AG1478 zeigte keine inhibierende Wirkung auf die CYR61 mRNA-Expression (Abbildung 24). Deshalb besteht weiterhin die Frage, ob eine N-terminal gelegene Hemmung des EGFR die CYR61 mRNA-Expression herunterregulieren würde.

4.7 Durch EGF regulierte Signalkaskaden

4.7.1 Inhibition des MAP-Kinase-Signalweges

Durch Aktivierung des EGFR können eine Reihe von Signalkaskaden induziert werden, wie in Kapitel 1.3.3 dargelegt wurde. Sehr häufig wird der Signalweg durch eine Phophorylierungskaskade der Mitogen-Activated Proteinkinase (MAPK) beschritten. In

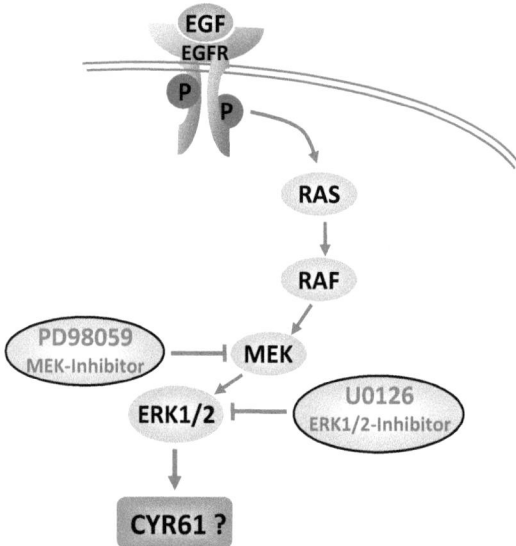

Abbildung 26: Modell des durch EGF phosphorylierten EGFR-Dimers mit nachgeschalteter MAP-Kinase-Kaskade. Die Spezifität sowie die Angriffspunkte der verwendeten Inhibitoren PD98059 und U0126 sind eingezeichnet.

der vorliegenden Arbeit diente die Verwendung der MEK- und ERK1/2-Inhibitoren PD98059 und U0126 der Identifizierung der möglichen Involvierung der MAPK-Kaskade bei der Regulation von CYR61 (Abbildung 26). PD98059 und U0126 wurden jeweils in einer Konzentration von 10 μM verwendet. Bei PD98059 handelt es sich um einen spezifischen, an Serin- und Threoninresten angreifenden Inhibitor der inaktiven unphosphorylierten Form der MAPK-Kinase (MAPKK) MEK. U0126 wird beschrieben als ein Hemmstoff sowohl der inaktiven unphosphorylierten, als auch der aktiven phosphorylierten MAPK ERK1 und ERK2. Die U0126-Wirkung wird über Tyrosin- und Threoninreste von ERK1/2 vermittelt.

4 | Ergebnisse

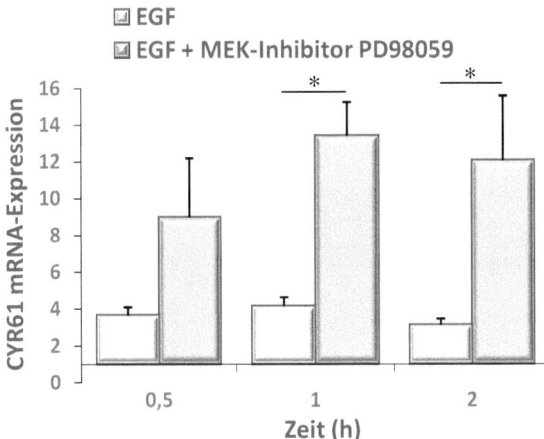

Abbildung 27: Wirkung des MEK-Inhibitors PD98059. Darstellung der CYR61 mRNA-Expression nach Behandlung der HES-Zellen mit EGF, sowie simultan mit EGF und dem MEK-Inhibitor PD98059 (10 µM). (n ≥ 6).
* $p < 0.01$ beim Vergleich der EGF-vermittelten CYR61 mRNA-Expression mit und ohne Verwendung von PD98059.

Die Bedeutung der MEK- und ERK1/2-Inhibitoren für die Regulation der EGF-mediierten Effekte auf die CYR61 mRNA-Expression wurde grafisch zusammengefasst. Hierbei wurde der alleinige EGF-Effekt verglichen mit der Wirkung der potentiellen Inhibitoren auf die CYR61 mRNA-Expression unter gleichzeitiger EGF- und Inhibitor-Inkubation.

Abbildung 27 zeigt die überraschenderweise signifikant hochregulierende Wirkung des MEK-Inhibitors PD98059 auf die CYR61 mRNA-Expression nach ein- und zweistündiger Behandlung. Nach 0.5 h hatte PD98059 keinen signifikanten Effekt auf CYR61.

Der MAPKK MEK sind in der Signalkaskade die MAPK ERK1 und ERK2 nachgeschaltet (Abbildung 26). Zu erwarten wäre deshalb eine ähnliche Regulation der CYR61 mRNA-Expression durch die Hemmung von ERK1/2 mit Hilfe von U0126. Die grafische Auftragung der Ergebnisse in Abbildung 28 zeigt jedoch keinen signifikant induzierenden Effekt des verwendeten Inhibitors auf die CYR61 mRNA-Expression.

4 | Ergebnisse

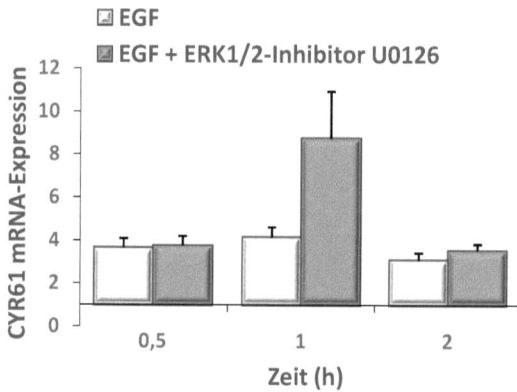

Abbildung 28: Wirkung des ERK1/2-Inhibitors U0126. Darstellung der CYR61 mRNA-Expression nach Behandlung der HES-Zellen mit EGF, sowie simultan mit EGF und dem ERK1/2-Inhibitor U0126 (10 µM). (n ≥ 6).

Zusammenfassend besteht eine Regulation der CYR61 mRNA-Expression durch den MAPK-Signalweg. Den Erwartungen widersprechend kam es zu einer Hemmung der CYR61 mRNA-Expression durch die Aktivierung des RAS-RAF-MEK-Signalweges nach 1 und 2 h. Über den Zeitraum von 0.5 h konnte keine Regulation gezeigt werden. Auch die MAPK ERK1/2 waren an der Beeinflussung der EGF-Effekte auf die CYR61 mRNA-Expression nicht beteiligt.

4.7.2 Involvierung des JAK2-STAT3-Signalweges

Neben dem MAPK-Signalweg kann EGF weitere Signalwege induzieren, wie die Kaskade über die Januskinase 2 (JAK2) und das Signal Transducers and Activator of Transcription Protein 3 (STAT3). Zur näheren Erläuterung sei auf die Kapitel 1.3.3 und 1.3.4 verwiesen. Um die Einschaltung dieser Signalwege in die CYR61-Regulation zu analysieren, wurden das Tyrphostin AG490 und ein spezifischer STAT3-Inhibitor eingesetzt (Abbildung 29). Beim Tyrphostin AG490 handelt es sich um einen spezifischen Inhibitor der Januskinase 2 (JAK2), der dadurch die Phosphorylierung von STAT3 hemmen kann (Colomiere et al., 2009). Es wurden Konzentrationen von 20 und 50 µM eingesetzt. Beim STAT3-Inhibitor handelt es sich um ein zellmembrangängiges Phosphopeptid, das ein Analogon zur STAT3-SH2-Domän darstellt und hochselektiv das STAT3 Protein hemmt. Es inhibiert zusätzlich die Src-Phosphorylierung von STAT3.

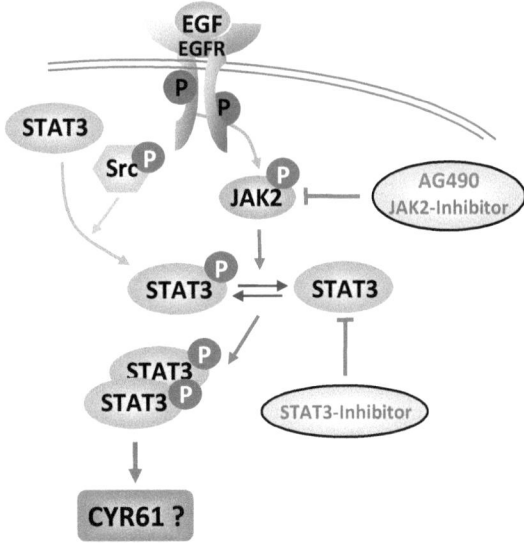

Abbildung 29: Modell des durch EGF phosphorylierten EGFR-Dimers mit nachgeschaltetem JAK2-STAT3-Signalweg. Dargestellt sind die Angriffspunkte des verwendeten Inhibitors AG490 und des STAT3-Inhibitor. (In Anlehnung an Aggarwal et al. (2006) und Review: Quesnelle et al. (2007)).

In Abbildung 29 ist die Involvierung des JAK2-STAT3-Signalweges für die Regulation von CYR61 veranschaulicht. Der alleinige EGF-Effekt wurde mit der simultanen EGF- und Inhibitor-Behandlung in Bezug auf die CYR61 mRNA-Expression verglichen.

Der JAK2-Inhibitor AG490 hemmte die CYR61 mRNA-Expression nach 30 Minuten signifikant auf einen Wert < 1 im Vergleich zur alleinigen EGF-Behandlung (Abbildung 30). Nach ein- und zweistündiger Inkubation mit EGF und AG490 kam es zu keinem signifikanten Effekt auf dem CYR61 Transkriptlevel (Abbildung 30). Schlussfolgernd wird die CYR61 mRNA-Expression nach 0.5 h durch die Januskinase 2 aktivierend vermittelt.

4 | Ergebnisse

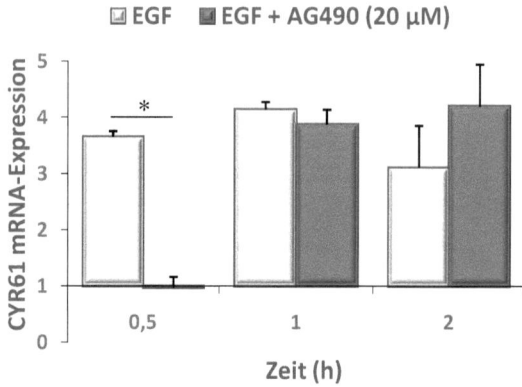

Abbildung 30: Wirkung des JAK2-Inhibitors AG490 (20 µM). Darstellung der CYR61 mRNA-Expression nach Behandlung der HES-Zellen mit 20 ng/ml EGF, sowie simultan mit EGF und AG490 über 0.5, 1 und 2 h. (n = 4).
* $p < 0.05$ beim Vergleich der EGF-vermittelten CYR61 mRNA-Expression mit und ohne Verwendung von AG490.

Um dieses Ergebnis zu verifizieren, wurde eine zweite Inkubation mit AG490 in einer erhöhten Konzentration von 50 µM zu den Zeitpunkten 0.5 und 2 h durchgeführt. Abbildung 31 zeigt die signifikante Inhibition der CYR61 mRNA-Expression bei einer 0.5- und 2-stündigen Inkubation mit AG490 (50 µM). Somit konnte die Induktion der CYR61 mRNA-Expression nach 0.5 h durch JAK2 bestätigt werden.

Die HES-Zellen wurden mit dem spezifischen STAT3-Inhibitor über einen Zeitraum von 0.5 und 2 h zusammen mit EGF inkubiert. Abbildung 32 zeigt, dass zu beiden Zeitpunkten eine signifikante Hemmung der CYR61 mRNA-Expression im Vergleich zum alleinigen EGF-Effekt erfolgt. Es lässt sich schlussfolgern, dass die EGF-vermittelte Aktivierung der CYR61 mRNA-Expression in den HES-Zellen nach 0.5 und 2 h über den JAK2-STAT3-Signalweg induziert wird.

4 | Ergebnisse

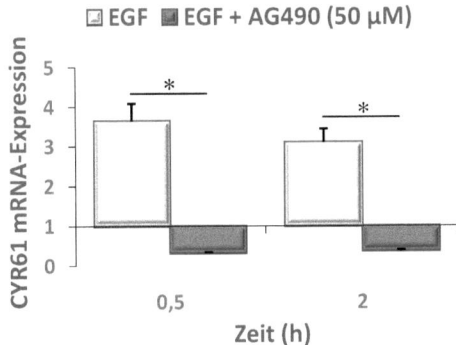

Abbildung 31: Wirkung des JAK2-Inhibitors AG490 (50 µM). Darstellung der CYR61 mRNA-Expression nach Behandlung der HES-Zellen mit 20 ng/ml EGF, sowie simultan mit EGF und AG490 über 0.5 und 2 h. (n = 4).
* $p < 0.05$ beim Vergleich der EGF-vermittelten CYR61 mRNA-Expression mit und ohne Verwendung von AG490.

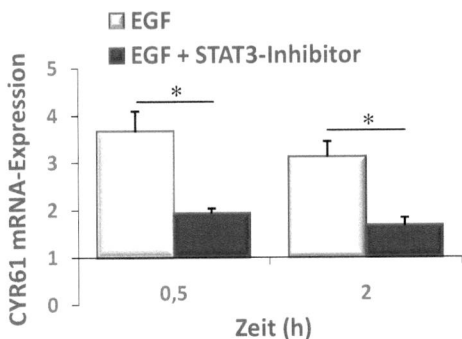

Abbildung 32: Wirkung des STAT3-Inhibitors. Darstellung der CYR61 mRNA-Expression nach Behandlung der HES-Zellen mit 20 ng/ml EGF, sowie simultan mit EGF und dem STAT3-Inhibitor (100 µM) über 0.5 und 2 h. (n = 3).
* $p < 0.05$ beim Vergleich der EGF-vermittelten CYR61 mRNA-Expression mit und ohne Verwendung des STAT3-Inhibitors.

5 Diskussion

In der vorliegenden Arbeit wurde der Einfluss der proliferativ wirkenden Mediatoren 17β-Östradiol (E2) und Epidermal Growth Factor (EGF) auf die CYR61 mRNA-Expression in endometrialen Epithelzellen (HES) untersucht. Hiebei wurden die Signalkaskaden via JAK-STAT-Phosphorylierung als entscheidender Signalweg für die CYR61 Regulation erstmalig identifiziert.

5.1 Verhalten des Zellwachstums

5.1.1 Verwendete Konzentrationen der Mediatoren 17β-Östradiol und EGF

E2 und EGF gehören zu den physiologischen Wachstumsfaktoren der uterinen Epithelzellen. Bereits 1989 konnte von Borellini und Oka die Bedeutung von EGF für das Brustwachstum dargestellt werden. Der mitogene Einfluss dieser beiden Mediatoren auf das Endometrium wurde im Jahre 1995 von Mellor und Thomas gezeigt. Hier wurde der Effekt von E2 und EGF auf endometriale Stromazellen *in vitro* untersucht. Erst kürzlich wurde in einem Übersichtsartikel von Maruyama und Yoshimura (2008) die Bedeutung von E2 und EGF für die epitheliale, endometriale Regulation beschrieben. E2 ist hierbei vor allem für den Wiederaufbau des Endometriums verantwortlich, während EGF, neben EGFR und TGFα, bei der Regeneration der Epithelzellen dominiert.

Nachdem die HES-Zellen bezüglich ihrer Östrogen- und EGF-Rezeptoren charakterisiert wurden, konnte die Behandlung mit den Mediatoren E2 und EGF beginnen. Die Konzentrationen von 27.238 ng/ml (entspricht 10^{-7} M) E2 bzw. 20 ng/ml EGF wurden bewusst gewählt, da diese die lokalen Konzentrationsverhältnisse am humanen Uterus für *in vitro* Untersuchungen widerspiegeln. Bereits 1987 konnte von Pavlik und Katzenellenbogen ein Zellkulturmodell für humane, uterine Zellen entwickelt werden, in dem sich eine Konzentration von 10^{-7} M E2 als optimal für die Proliferationsrate der Zellen herausstellte. Zwar werden systemisch im weiblichen Blut mit 25-200 ng/l niedrigere Konzentrationen an E2 nachgewiesen, jedoch konnte gezeigt

5 | Diskussion

werden, dass die lokalen E2-Level mit bis zu 600 ng/l um mehr als den Faktor 20 höher liegen können (Cicinelli et al., 2004). Auch in weiteren Studien erwies sich eine Konzentration von 10^{-7} M E2 als geeignet zur Untersuchung von uterinen und endometrialen Zellen. So konnte von Pierro et al. (2001) gezeigt werden, dass sich Konzentrationen von 10^{-8} M bis 10^{-7} M zur Imitation physiologischer Bedingungen an endometrialen Epithelzellen *in vitro* sehr gut eignen. E2-Level in Höhe von 10^{-6} M wurde hier als zu hoch beschrieben.

Die gewählte EGF-Konzentration von 20 ng/ml beruht vor allem auf zahlreichen Studien, die ebenfalls physiologische Vorgänge in endometrialen Zellen *in vitro* untersucht haben. Hier zu nennen ist eine Veröffentlichung von Zhang et al. (1992), in der EGF in Konzentrationen von bis zu 20 ng/ml zur Charakterisierung der EGF-Rezeptoren am Endometrium von Schweinen untersucht worden ist. Auch bei der Untersuchung der humanen endometrialen Adenokarzinome an der Zelllinie HEC-1-A, wurden EGF-Kontrationen von 20 ng/ml eingesetzt (Bergman et al., 1997). Direkte Aussagen über lokale EGF-Konzentrationen *in vivo* werden in der Literatur nicht gemacht.

5.1.2 Effekte von 17β-Östradiol und EGF auf die Zellproliferation

Mit Hilfe der Proliferationsreihe über 8 Tage wurde untersucht, ob die verwendeten Mediatoren E2 und EGF regulierend auf die Proliferation der endometrialen HES-Zellen wirken. Bis zum Tag 4 zeigten die Zellen ein zu erwartendes Proliferationsverhalten und somit eine Zellzahlzunahme unter Behandlung. Sowohl unter Zugabe von E2 als auch EGF, sowie nach kombinierter Behandlung mit E2 und EGF konnte im Vergleich zu den Kontrollen eine Zunahme der Zellzahl beobachtet werden. Durch die simultane Behandlung mit E2 und EGF im durchgeführten Versuch wurde die Zellproliferation der HES-Zellen additiv verstärkt, so dass eine sehr hohe Zellkonfluenz zu einem Zellabsterben nach dem 4. Tag führte. Somit sind die Untersuchungsergebnisse an den Tagen 6 und 8 nicht repräsentativ.

Nun stellt sich die Frage, ob der beobachtete Effekt auf die HES-Zell-Proliferationsrate nach E2-, EGF-, sowie simultaner E2- und EGF-Behandlung über CYR61 vermittelt wird. Hinweise für diese Vermutung finden sich bei Sampath et al. (2001a). Sowohl der Wachstumsfaktor EGF als auch das Hormon E2 steigern in der Brustkrebszellline MCF-7 die CYR61 mRNA-Expression und sorgen darüber hinaus für eine gesteigerte Zellproliferation *in vitro*. Der möglichen CYR61-vermittelten HES-Zell-Proliferation wurde in weiteren Studien der Arbeitsgruppe nachgegangen (Gashaw et al., 2008a, 2008c). Über small interfering RNA (siRNA)-Ansätze wurde die CYR61-Expression gehemmt und das proliferative Verhalten mit und ohne E2-, sowie EGF-Einwirkung überprüft. Hierbei ist eine eindeutige Beteiligung von CYR61 an der konstitutiven und E2-mediierten Proliferation der Zellen festgestellt worden (Gashaw et al., 2008a, 2008c).

In dieser Arbeit lag der Fokus auf der molekularbiologischen Grundlage der Signaltransduktion für eine E2 / EGF-mediierte Induktion der CYR61 mRNA-Expression.

5.2 Regulation der CYR61 mRNA-Expression über 17β-Östradiol

Humanes, in Mäuse transplantiertes Endometrium zeigt unter 17β-Östradiol-Behandlung eine verstärkte Expression der CYR61 mRNA (Absenger et al., 2004). Auch MacLaughlan et al. konnten 2007 das endometriale *CYR61* als ein durch 17β-Östradiol-reguliertes Gen identifizieren, dessen Transkription bereits nach wenigen Minuten der Stimulation hochreguliert wird. In dem murinen *Cyr61*-Promotor konnte bereits ein Estrogen Response Element (ERE) beschrieben werden (Sampath et al., 2001b), wohingegen die Identifizierung entsprechender Elemente im humanen *CYR61*-Promotor nicht gelungen ist (Xie et al., 2001). Allerdings konnte die Anwesenheit eines Serum Response Element (SRE), welches unter anderem auch durch Östrogen reguliert werden kann, im *CYR61*-Promotor erkannt werden (Review: Brigstock, 1999). Außerdem wurden Response Elements nachgewiesen, die Transkriptionsfaktoren wie CREB, GATA-2 und AP-1 binden können (Han et al., 2003). Interessanterweise kann die genomisch vermittelte östrogene Antwort ebenfalls über AP-1 zusammen mit anderen DNA-bindenden Transkriptionsfaktoren vermittelt werden (Review: Hall et al., 2001). Somit ist die östrogene Regulation der CYR61 mRNA-Expression über mehrere Bereiche des Promotors möglich.

Eine Charakterisierung der HES-Zellen auf mRNA-Ebene ergab eine Expression sowohl für die den ERα als auch für die den ERβ kodierenden Gene. Mit Hilfe immunzytochemischer Untersuchungen konnte die im ligandenfreien Zustand typische zytoplasmatische Lokalisierung des ERα dargestellt werden. Die im Nukleus mit Immunzytochemie nachgewiesenen ERα deuten darauf hin, dass es durch Ligandenbindung zu einer Internalisierung der Rezeptoren gekommen sein muss (Rivera-Gonzalez et al., 1998).

Ein regulatorischer Effekt von E2 auf die CYR61 mRNA-Expression konnte für eine 2-stündige Inkubation in Form einer Induktion gezeigt werden. Dieser induktive Effekt von Östrogen auf das

5 | Diskussion

CYR61-Gen taucht erstmalig 1998 in der Literatur auf (Rivera-Gonzalez et al., 1998) und konnte 2001 von Xie et al. durch die Verwendung der Antiöstrogene Tamoxifen und ICI182,780 (Faslodex) bestätigt werden. In demselben Jahr wurde in der Brustkrebszelllinie MCF-7 die Vermittlung des östrogenen Effektes auf die CYR61 mRNA-Expression über den ERα mit Hilfe eines Antiöstrogens dargelegt (Sampath et al., 2001a). Durch die Verwendung des nicht selektiven Östrogenrezeptor-Inhibitors ZK191703 zeigte sich in meinen Ergebnissen ebenfalls eine Vermittlung des induktiven östrogenen Effektes nach 2 h über die ERs in der endometrialen Epithelzelllinie. Interessanterweise wird in der Literatur auch eine Regulation der CYR61 mRNA-Expression über den östrogen-aktivierten G-Protein gekoppelten Rezeptor GPR30 diskutiert (MacLaughlan et al., 2007). Meine Untersuchungen auf mRNA-Ebene ergaben eine Exprimierung des GPR30 in den HES-Zellen. Der Einfluss von Östrogen auf diesen Rezeptor, sowie eine direkte Bindung des Liganden E2 an GPR30 werden derzeit in der Literatur kontrovers diskutiert. Die klassischen Östrogenrezeptor-Antagonisten Tamoxifen und ICI182,780 werden als Agonisten von GPR30 beschrieben (Review: Prossnitz et al., 2008). Des Weiteren scheinen die physiologischen Östrogeneffekte sowohl über die klassischen ERs als auch über GPR30 vermittelt zu sein. Auch eine Koaktivierung des EGFR durch den GPR30, vermittelt über die Matrixmetalloproteinasen (MMPs) und den Heparin-bindenden EGF (HB-EGF), wurde mehrfach beschrieben (Review: Prossnitz et al., 2008). Dazu in Kontrast stehen neuere, im Anschluss meiner Doktorarbeit veröffentlichte Arbeiten von Otto et al. (2008, 2009), die eine Relevanz von GPR30 in den reproduktiven Organen GPR30-defizienter Mäuse nicht nachweisen konnten. Auch ein ausbleibender östrogener Effekt nach Stimulation mit selektiven GPR30-Agonisten konnte von dieser Arbeitsgruppe in den klassischen Östrogen-responsiven Organen Uterus und Brustdrüse *in vivo* untersucht werden. Einigung besteht über die Lokalisierung des GPR30 im endoplasmatischen Retikulum (Otto et al., 2008). Bezugnehmend auf die dargestellte Literatur steht die Relevanz des GPR30 für die östrogene Regulation in den endometrialen HES-Zellen noch aus und sollte durch weitere Experimente näher hinterfragt werden.

5.3 Regulation der CYR61 mRNA-Expression über EGF

1998 konnte von Schütze et al. erstmals der induktive Effekt des Wachstumsfaktors EGF auf die humane CYR61 mRNA-Expression in humanen, fetalen, osteoblastenähnlichen Zellen nachgewiesen werden. In der Brustkrebszellline MCF-7 lässt sich ebenfalls eine Induktion von CYR61 durch EGF nachweisen (Sampath et al., 2001a). Diese Beobachtungen ließen sich auch in den endometrialen epithelialen HES-Zellen verifizieren. Eine Hochregulation der CYR61 mRNA-Expression unter EGF-Gabe konnte nach 0.5, 1 und 2 h nachgewiesen werden. Die untersuchten Zeitpunkte wurden bewusst gewählt. Wie dem Abschnitt 1.1.1 der Einleitung zu entnehmen ist, handelt es sich beim *CYR61* um ein Immediate-Early Gene (IEG), welches innerhalb kurzer Zeit aktiviert werden kann (Review: Caputto and Guido, 2000). Bereits 1990 konnte in der Mäusefibroblastenzelllinie 3T3 ein Synthesemaximum von Cyr61 eine bis zwei Stunden nach Serumstimulation nachgewiesen werden (O'Brien et al., 1990). Hier zeigte sich eine kurze 10- bis 15-minütige Cyr61 mRNA-Halbwertszeit, die mit Hilfe von Akkumulation erst nach 8 h das vor der DNA-Synthese bestandene mRNA-Level erreichte. Promotoren des *CYR61*-Gens, die in die Regulation über EGF involviert sind, werden in der Literatur derzeit noch nicht beschrieben. Eine klassische Kernlokalierungssequenz konnte für CYR61 ebenfalls nicht gezeigt werden, trotzdem lässt sich CYR61, neben der Zytoplasmalokalisierung, auch im Zellkern physiologisch nachweisen (Review: Chen and Du, 2007). Dieses Charakteristikum konnte auch an den HES-Zellen festgestellt werden. Sowohl nach EGF- als auch nach E2-Inkubation zeigte sich eine erhöhte Anfärbbarkeit des CYR61 Proteins im Nukleus. Im Focus der folgenden Untersuchungen sollte jedoch der Signalweg liegen, über den die Vermittlung des EGF-Effektes auf CYR61 reguliert wird.

5.4 Regulation der CYR61 mRNA-Expression über den EGF-Rezeptor

5.4.1 Internalisierung des EGF-Rezeptors unter EGF-Behandlung

Eine Charakterisierung der HES-Zellen zeigte unter anderem eine Expression des Epidermal Growth Factor-Rezeptors (EGFR) auf mRNA-Ebene. Mit Hilfe einer Immunzytochemie konnte der

Rezeptor in seiner klassischen membranständigen Lokalisierung sichtbar gemacht werden, wie sie schon 1995 von Boonstra et al. beschrieben worden ist. Nach einer EGF-Behandlung ließ sich der EGFR zytoplasmatisch anfärben. An dem Prozess der Rezeptorinternalisierung scheint unter anderem der p38 MAPK-Signalweg beteiligt zu sein (Lambert et al., 2008). Eine spezifische Färbung des phosphorylierten EGFR (pEGFR) zeigte nach Inkubation mit EGF ebenfalls eine zytoplasmatische Lokalisierung. Erst kürzlich wurde der Zusammenhang zwischen Internalisierung des EGFR bei phosphoryliertem Tyrosinrest 1068 bewiesen (Lambert et al., 2008) und bestätigt somit die zytoplasmatische Lokalisierung. Die Darstellung des phosphorylierten EGFR ließ die Annahme zu, dass eine Aktivierung des EGF-Rezeptors über den Wachstumsfaktor EGF stattfindet.

5.4.2 Involvierung des EGF-Rezeptors bei der CYR61 mRNA-Expression

EGF stellt einen wichtigen Liganden für den EGFR, als prominentesten Vertreter der vier ErbB-Rezeptoren, dar (Ferguson et al., 2003). Der Einsatz eines spezifischen EGFR-Inhibitors sollte den Einfluss auf die CYR61 mRNA-Expression zeigen. In der Literatur werden Substanzen aus der Gruppe der Tyrphostine als potente EGFR-Inhibitoren beschrieben (Osherov et al., 1993). Erstaunlicherweise führte eine Inkubation mit dem Tyrphostin AG698, einem unspezifischen Inhibitor der EGFR-Phosphorylierung, zu keinem signifikanten Einfluss bezüglich der CYR61 mRNA-Expression. Ein fehlender Effekt des Inhibitors auf die Phosphorylierung der EGFRs in den HES-Zellen konnte auf Protein-Ebene als Ursache hierfür eruiert werden. Leider finden sich kaum Studien in denen dieses Tyrphostin zur Verwendung kommt. Es wurde lediglich untersucht, dass AG698 einen ca. 10-fach stärker inhibierenden Effekt auf das EGFR-ErbB2-Heterodimer als auf das EGFR-Homodimer zeigt (Osherov et al., 1993). Im Zusammenhang mit der fehlenden Hemmung durch AG698 gewinnen die zahlreichen Tyrosin-Phosphorylierungsstellen des intrazellulären EGFR-Anteils an Bedeutung. Der zur Durchführung des Immunoblots verwendete Antikörper stellte die Phosphorylierung spezifisch am Tyrosinrest 1173, dem C-terminalen Teil des EGFR, dar. Somit kann zum jetzigen Zeitpunkt eine mögliche Inhibition des N-terminal gelegenen Rezeptoranteils mittels AG698 nicht ausgeschlossen werden. Da jedoch die Inkubation mit AG698 zu keiner signifikanten Beeinflussung der CYR61 mRNA-Expression führte, wurde der Frage an dieser Stelle nicht weiter nachgegangen.

Beim Tyrphostin AG1478 handelt es sich um einen für den EGFR spezifischen Tyrosinkinase-Inhibitor (TKI), der den Rezeptor vor allem am C-terminalen Anteil mit dem Tyr1148 hemmt. Eine

5 | Diskussion

spezifische Wirkung von AG1478 auf den EGFR wurde bereits 1994 in der murinen, embryonalen Fibroblastenzellline NIH-3T3 über eine verminderte Src-Kinase-Aktivität gezeigt (Osherov and Levitzki, 1994). AG1478, als ein Inhibitor des C-terminalen EGFR-Anteils, konnte durch eine Untersuchung der Tyrosinreste 845 und 1068 verifiziert werden (Sato et al., 2003). Hierbei zeigte sich bei gleichzeitiger Inkubation mit AG1478 eine Signalweiterleitung über Tyr845 via STAT3/5, jedoch eine Rezeptorblockade an Tyr1068. Ein unter Verwendung eines C-terminal-angreifenden Antikörpers angefertigter Western Blot zeigte eine Hemmung des EGFR über AG1478. Auf die CYR61 mRNA-Expression in den HES-Zellen konnte AG1478 jedoch keinen inhibitorischen, sondern einen aktivierenden Effekt auslösen. Zusammenfassend sollte somit zunächst von einem inhibitorischen Effekt des C-terminalen EGFR-Anteils und von einer aktivierenden Wirkung über den N-terminalen Rezeptorbereich auf die CYR61 mRNA-Expression ausgegangen werden.

5.4.3 Involvierung des ErbB2-Rezeptors bei der CYR61 mRNA-Expression

Neue Erkenntnisse ergeben sich unter Einbeziehung einer Studie aus dem Jahre 2004 (Dowlati et al., 2004). An der humanen, epithelialen Karzinomzelllinie A431 konnte unter EGF-Zugabe eine Aktivierung sowohl von EGFR als auch der STAT3 Phoshorylierung gezeigt werden. Allerdings hatte eine EGFR-Inhibition mittels des Tyrphostins AG1478 keinen Einfluss auf die Signalweiterleitung über STAT3. Stattdessen konnte der ErbB2-Rezeptor als ein möglicher Vermittler des EGF-Signals eruiert werden. Als gesichert kann eine fehlende ausreichend-inhibierende Wirkung von AG1478 auf den ErbB2 gelten (Zhou et al., 2006). ErbB2 gilt als bevorzugter Heterodimerisationspartner von EGFR und verstärkt dessen Ligandenbindung (Fuller et al., 2008). Neben dem EGFR-Homodimer, bindet der Wachstumsfaktor EGF mit hoher Affinität auch das EGFR-ErbB2-Heterodimer (Olayioiye et al., 2000). Mit Hilfe eines Anti-Phospho-ErbB2-Antikörpers konnte der ErbB2-Rezeptor in der HES-Zelllinie zytoplasmatisch-lokalisiert nachgewiesen werden, so dass die Möglichkeit der Involvierung in die CYR61-Regulation über diesen ErbB-Rezeptor in Betracht gezogen werden musste. Zunächst sollte jedoch die Signalweiterleitung über den N-terminalen EGFR-Anteil weiterverfolgt werden.

5.5 Regulation der CYR61 mRNA-Expression über den MAPK-Signalweg

Das Modell aus Abbildung 33 soll einige, durch die (Auto-) Phosphorylierung der Tyrosinreste des EGFR eingeschaltete Signalwege darstellen. Auffällig hierbei ist die Dominanz der MAP-Kinase-Kaskade, die vor allem durch den C-terminalen Rezeptoranteil initiiert wird. Die Signalwege der MAPK-Kaskade umfassen mindestens drei nacheinander geschaltete Kinasen, die in einer definierten Reihenfolge phosporyliert werden. Die MAP-Kinasen (MAPK) werden in drei Gruppen aufgeteilt: die extracellular signal-regulated kinases mit den Isoformen ERK-1 und ERK-2, die p38-mitogenaktivierte Proteinkinase sowie die c-Jun N-terminalen Kinasen JNK. In den Fokus sind besonders die MAPKs ERK1 und ERK2 gerückt, die über eine Kaskade aktiviert werden, an deren Beginn das Adapterprotein Grb2 steht. Dieses Protein initiiert die Aktivierung des Guaninnucleotid-Austauschfaktors Sos, der über die Phosphorylierung des G-Proteins RAS die Phosphorylierungskaskade über die Kinasen RAF und MEK einschaltet und somit letztlich die Phosphorylierung von ERK1 bzw. ERK2 bedingt (Abbildung 33). Ein direkter Zusammenhang zwischen der Regulation der CYR61 Expression via diesem MAPK-Signalweg wurde bisher nicht beschrieben. In der Brustkrebszellline MCF-7 konnte jedoch gezeigt werden, dass CYR61 vermittelt über das Integrin $\alpha_v\beta_3$ regulatorischen Einfluss auf die MAPK-Kaskade nehmen kann (Menendez et al., 2005). Nach dieser Studie wäre CYR61 oberhalb der ERK1/ERK2-Kaskade positioniert.

5 | Diskussion

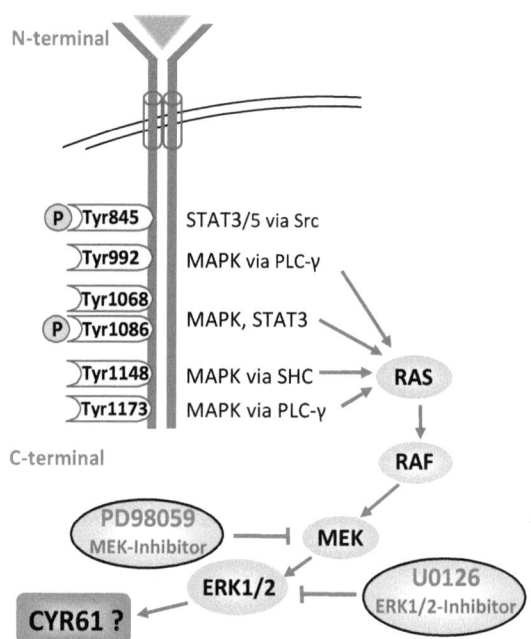

Abbildung 33: Modell des EGFR-Dimers mit seinen Phosphorylierungsstellen, den initiierbaren Signalwegen und der nachgeschalteten MAP-Kinase-Kaskade. Die Spezifität sowie die Angriffspunkte der verwendeten Inhibitoren PD98059 und U0126 sind eingezeichnet. (In Anlehnung an Olayoiye et al., 2000; Sato et al., 2003; Shao et al., 2003 und Zimmer et al., 2008).

In den HES-Zellen wurde mit Hilfe der Inhibitoren der MAP-Kinasen PD98059 und U0126 (Abbildung 33) die Involvierung dieses Signalweges in die CYR61 mRNA-Regulation untersucht. Mittels des MEK-Inhibitors ließ sich ein hemmender Einfluss via MAPK auf CYR61 zeigen. Die Hemmung der nachgeschalteten ERK1 und ERK2 via U0126 ließ keine signifikante Regulation erkennen. Unter Berücksichtigung der aktuellen Literatur ist dies als ein sehr überraschendes Ergebnis zu werten. Bereits 1995 konnte der Signalweg über das MAPK-System beschrieben werden (Review: Chardin et al., 1995). Der EGFR gibt über die SH2-Domäne des Grb2-Proteins oder andere Adapterproteine wie z.B. dem SHC, das Signal auf den Sos-Faktor weiter. Dieser induziert das Protein RAS, welches das Signal über eine Kinase-Kaskade, bestehend aus der MAPK-Kinase-Kinase (MAPKKK) RAF, der MAPKK MEK und den MAPKs ERK1 und ERK2, weiterleitet. Beide Inhibitoren werden in der Literatur als adäquate Inhibitoren dieser ERK-Kaskade beschrieben

5 | Diskussion

(Review: Nishimoto and Nishida, 2006). Einen Hinweis auf die überraschende Wirkungsweise auf die HES-Zellen könnten die verwendeten Konzentrationen von jeweils 10 µM sowohl von PD98059 als auch von U0126 geben. Allerdings zeigt sich auch hier ein Widerspruch zur Literatur. Eine erfolgreiche Inhibition der MAPK-Kaskade wird ab einer Konzentration von 10 µM beschrieben (Davies et al., 2000), wie sie von mir in den Untersuchungen verwendet wurde. Für PD98059 konnte in einer Studie erst ab einer Konzentration von 50 µM eine inhibitorische Wirkung auf die Kinasen nachgewiesen werden (Davies et al., 2000). Die Ergebnisse an den HES-Zellen zeigten jedoch bereits bei einer wesentlich geringeren Konzentration von 10 µM einen induktiven Effekt auf die CYR61 mRNA-Expression. Nicht außer Acht gelassen werden darf, dass in Voruntersuchungen der Arbeitsgruppe an der humanen endometrialen Karzinomzellline RL-95 eine Konzentration von 10 µM sowohl an U0126, als auch an PD98059 eine erfolgreiche Hemmung des MAPK-Signalweges zur Folge hatte. Weiterhin kann spekuliert werden, dass CYR61 in den HES-Zellen, ähnlich wie bei den MCF-7 Zellen, eventuell oberhalb des ERK1/ERK2-Signalweges Einfluss nehmen kann (Menendez et al., 2005). Entsprechend könnte eine Hemmung der Signalweiterleitung via ERK zu einem negativen Feedback auf die CYR61 Expression führen und so eine vermehrte Transkription des CYR61 Gens nach sich ziehen. Letztlich kann der Einfluss der MAPK-Inhibitoren und der Inhibitorkonzentration auf die Regulation der MAPK-CYR61-Kaskade in den HES-Zellen an dieser Stelle nicht einwandfrei geklärt werden.

Durch Mutationen oder Überexpression im MAPK-Signalweg, vor allem auf der Ebene des EGFR und des G-Proteins RAS kann es zu einer veränderten Aktivierung von ERK1/2 kommen, die unter anderem eine autokrine Induktion der EGFR-Liganden ermöglichen kann (Review: Roberts and Der, 2007). Diese Rückkopplung kann einen induzierenden Effekt auf ein mögliches Tumorwachstum zeigen. Spezifische Inhibitoren, wie z. B. die monoklonalen EGFR-Antikörper, sollen versuchen auf therapeutischer Ebene in diesen Schlüsselsignalweg einzugreifen, um bei einer möglichen Krankheits- bzw. Tumorentstehung intervenieren zu können (Review: Roberts and Der, 2007). Daraus resultierend ergibt sich die Frage, ob in den spontan immortalisierten HES-Zellen eine Mutation dieser Signalkaskade stattgefunden haben könnte, die dann eine veränderte Wirkungsweise auf die MEK- und ERK-Inhibitoren erklären würden. Eine neu veröffentlichte Studie aus dem Jahr 2009 bestätigt diese Annahme. Es konnte gezeigt werden, dass konstitutiv aktivierte Mutationen des EGFR inhibitorische Signalwege wie ERK oder Akt initiieren. Außerdem wird an diesen Rezeptoren von einer möglichen fehlenden zellulären Sensitivität der C-terminalen Tyrosinreste gegenüber TKIs ausgegangen, die wiederum den Schluss auf eine C-terminal unabhängige EGFR-Signalkaskade zulässt (Maegawa et al., 2009). Die Aktivierung der CYR61 mRNA-Expression in den HES-Zellen nach Zugabe des TKI AG1478 könnte ebenfalls auf eine veränderte Ansprechbarkeit des EGFR durch eine Mutation hindeuten.

Zusammenfassend lässt sich nicht eindeutig klären, ob die Wirkung der MEK- und ERK-Inhibitoren auf die CYR61 mRNA-Expression in den HES-Zellen in Zusammenhang mit einem mutierten EGFR zu sehen ist. Da auch eine Besonderheit im MAPK-Signalweg hier eine Rolle spielen könnte. Unter Berücksichtigung der oben dargestellten Ergebnisse und der aktuellen Literatur ist jedoch am wahrscheinlichsten von einer inhibitorischen Wirkung des C-terminalen EGFR über die vor allem C-terminal-aktivierte MAPK-Kaskade mittels der MAPKK ERK auf die CYR61 mRNA-Expression auszugehen.

5.6 Regulation der CYR61 mRNA-Expression über STAT3

5.6.1 Involvierung des JAK2-STAT3-Signalweges bei der CYR61 mRNA-Expression

In den Focus des Interesses zur Regulation der CYR61 mRNA-Expression gerieten dann die Signal Transducers and Activators of Transcription (STAT) Proteine. Wie bereits in Abschnitt 1.3.4 herausgestellt werden konnte, spielt das STAT3-Protein im Endometrium eine besondere Rolle. Erst kürzlich wurde herausgefunden, dass nach der Implantation des Embryos die Trophoblastinvasion in die Dezidua durch den Signalweg über das phosphorylierte STAT3-Protein maßgeblich induziert wird (Fitzgerald et al., 2008). Parallelen konnten zu der Invasivität von Tumoren gezogen werden, die ebenfalls über diese STAT3-Signalkaskade reguliert zu werden scheint (Fitzgerald et al., 2008). Bereits zuvor wurde die Möglichkeit einer Regulation der Implantation über den JAK-STAT-Signalweg mit Hilfe des Tyrphostins AG490 und eines spezifischen STAT3-Inhibitors näher untersucht (Catalano et al., 2005). Eine Aktivierung von STAT3 über die Wachstumsfaktoren, unter anderem auch durch EGF, ist möglich (Aggarwal et al., 2006). Außerdem konnte von derselben Arbeitsgruppe gezeigt werden, dass STAT3 neben zahlreichen Proteinen auch die Matrix-Metalloproteinase-9 (MMP-9), sowie den Wachstumsfaktor VEGF reguliert. Interessanterweise wird die Genexpression dieser beiden Moleküle ebenfalls über CYR61 reguliert (Chen et al., 2001), was das STAT3-Protein für die potenzielle Regulation von CYR61 in endometrialen HES-Zellen noch attraktiver macht. Eine STAT3-vermittelte Transaktivierung von CYR61 wird in der Literatur derzeit jedoch noch nicht beschrieben.

Aus Abbildung 33 (Seite 68) geht hervor, dass der STAT3-Signalweg über den N-terminalen, intrazellulär gelegenen Teil des EGFR aktiviert werden kann. In der humanen, epithelialen Karzinomzellline A431 kommt es über das N-terminale Tyr845 SRC-abhängig zu einer Phosphorylierung und somit zur Aktivierung von STAT3, sowie auch STAT5 (Sato et al., 2003). Über die autophosphorylierbaren Tyrosinreste 1068 und 1086 kann es nach erfolgter Phosphorylierung dieser Reste ebenfalls zu einer Induktion des STAT3-Proteins kommen (Shao et al., 2003). An der HES-Zellline konnte eine Involvierung des STAT3-Proteins in die Regulation der CYR61 mRNA-Expression unter Verwendung eines spezifischen STAT3-Inhibitors gezeigt werden. Dessen Inkubation zusammen mit EGF führte zu einer signifikanten Hemmung der CYR61 mRNA-Expression. Die SRC-Kinase-vermittelte STAT3-Aktivierung, wie sie bei der Regulation an Tyr845 beteiligt ist, wird durch diesen Inhibitor ebenfalls gehemmt.

Einen weiteren Mediator des STAT3-Proteins stellt die zur der Familie der Januskinasen (JAK) gehörende JAK2 dar (Aggarwal et al., 2006). Über diese JAK Proteine kann es zur Phosphorylierung von STAT3 kommen, wobei die JAK2 durch den IL-6-Rezeptor (IL-6R), aber auch durch den EGFR aktiviert werden kann (Aggarwal et al., 2006). Die besondere Bedeutung der Interaktion des IL-6R mit dem EGFR für den JAK2-STAT3-Signalweg wurde erst kürzlich in Ovarialkarzinomen gezeigt (Colomiere et al., 2009). Es wurde beschrieben, dass eine EGF-vermittelte Induktion von STAT3 über die JAK2 stark korreliert mit der Aktivität sowohl des IL-6R, als auch des EGFR. Zur Überprüfung der STAT3-Phosphorylierung wurde von Colomiere et al. (2009) der spezifische JAK2-Inhibitor AG490 verwendet. Auch in einer renalen Epithelzelllinie konnte die Inhibition von STAT3 via JAK2 mit Hilfe von AG490 bestätigt werden (Arany et al., 2006). In der vorliegenden Arbeit wude bei einer Konzentration von 20 µM AG490 in den HES-Zellen eine Beteiligung der JAK2 nach 30 min nachgewiesen, in dem die durch EGF induzierte CYR61 mRNA-Expression herunterreguliert wurde. Zusätzlich wurde der Versuch mit einer Konzentration von 50 µM wiederholt, da eine konzentrationsabhängige Wirkung von AG490 beschrieben wird (Huang et al., 2006). Unter Verwendung dieser Konzentration konnte nach 2 h ebenfalls eine Induktion über die JAK2 gezeigt werden. Darüber hinaus konnte beobachtet werden, dass auch die basalen CYR61 mRNA Level reduziert wurden (y-Werte < 1). Die Konzentration des Inhibitors, die in der Literatur angegeben werden, liegen im Bereich von 100 µM (Colomiere et al., 2009). In dieser Arbeit wurden jedoch hohe Konzentrationen an AG490 vermieden, um die Gefahr eines möglichen zytotoxischen Effekts auf die HES-Zellen zu minimieren. Auch von Huang et al. (2006) konnte ein konzentrationsabhängiger zytotoxischer Effekt auf SW1190- sowie CaPan-2-Zellen nachgewiesen werden. Allerdings wurde durch den Aktinabgleich bei der Durchführung der real-time PCR bereits ausgeschlossen, dass auch die nicht für CYR61 spezifischen Effekt, insbesondere die Nekrosen, in die ermittelten Werte miteinfließen.

Zusammenfassend stellt sich somit eine aktivierende Regulation der CYR61 mRNA-Expression über das STAT3-Protein dar. Dessen Aktivierung kann erfolgen über eine Phosphorylierung vermittelt über die Scr-Kinase oder eine direkte Phosphorylierung durch den EGFR. Da der gleiche induktive Effekt auf CYR61 über die JAK2 gezeigt werden konnte, muss ebenfalls von einer Phosphorylierung des STAT3 durch die JAK2 ausgegangen werden, die einerseits über den EGFR, aber andererseits auch den IL-6R vermittelt sein kann. Eine mögliche Relevanz dieses Rezeptors muss in weitergehenden Studien noch untersucht werden.

5.6.2 Regulation von STAT3 via des ErbB2-Rezeptors

Eine interessante Entdeckung wurde 2002 von Ren und Schaefer an zwei voneinander unabhängigen Zelllinien gemacht. An den COS-7 Zellen, einer Fibroblastenzelllinie aus dem Nierengewebe von Affen, sowie an den NIH-3T3 Zellen, bei denen es sich um murine, embryonale Fibroblasten handelt. Hier konnte eine eindeutige Beteiligung des ErbB2-Rezeptors an der STAT3-Induktion nachgewiesen werden. Die Involvierung des EGFR an der STAT3-Aktivierung vermittelt über die JAK2 wurde durch die Verwendung eines spezifischen Antikörpers sogar ausgeschlossen. In Brustkrebszellen mit einem überexprimierten ErbB2-Rezeptor stellt die Inhibition von STAT3 einen entscheidenden therapeutischen Effekt dar (Tan et al., 2006). Unter Abschnitt 5.4.2 wurde bereits die mögliche Involvierung des EGFR-ErbB2-Heterodimers in die CYR61-Regulation diskutiert. In Verbindung mit diesen Ergebnissen sollte somit in Zukunft weiter der Frage nachgegangen werden, ob der EGF-mediierte Effekt möglicherweise über einen ErbB2-vermittelten Signalweg in HES-Zellen reguliert werden kann. Dazu könnten Inhibitoren verwendet werden, die zum einen eine Heterodimerbildung mit dem bevorzugten Partner EGFR hemmen oder zum anderen die Tyrosinkinasen des ErbB2-Rezeptors direkt inhibieren. Unter Inkubation mit EGF und den gewählten Inhibitoren könnte dann erneut der Einfluss auf die CYR61 mRNA-Expression beobachtet werden.

5.6.3 Interaktionen des STAT3-Proteins mit dem MAPK-Signalweg

Es werden in der Literatur Interaktionen des STAT3-Signalweges mit dem MAPK-Signalweg beschrieben. Die ERK-abhängige Phosphorylierung des STAT3 an Serinrest 727 hemmt die Tyrosinphoshorylierung von STAT3 sowohl *in vitro* als auch *in vivo* (Chung et al., 1997). Konträr stellt sich die Situation in nicht-kleinzelligen Lungenkarzinomen dar. Es wurde herausgestellt, dass EGFRs mittels der ERK1 und ERK2 die Serinphosphorylierung von STAT3-Proteinen induzieren und somit an der maximalen STAT3-abhängigen Transkription beteiligt sind (Alvarez et al., 2006). Jedoch gibt es auch Arbeiten, die die Phosphorylierung des STAT3-Proteins als MAPK-Kaskade-unabhängig beschreiben (Wang et al., 2008). Bezugnehmend auf die Ergebnisse in der von mir durchgeführten Untersuchung sollen nun Parallelen gezeigt werden. Die MAPKK MEK zeigt einen hemmenden Einfluss auf die CYR61 mRNA-Expression, wobei jedoch die MAPKs ERK1 und ERK2 keinen signifikanten Effekt auf CYR61 haben. Somit scheint ausgeschlossen zu sein, dass in den endometrialen HES-Zellen eine Regulation des STAT3-Proteins über die Kinasen ERK1/2 erfolgt. In einer Studie von Arany et al. (2006) wurde jedoch gezeigt, dass phosphoryliertes STAT3 (pSTAT3) einen supprimierenden Einfluss auf ERK1/2 hat. Unter Berücksichtigung meiner Ergebnisse kann somit vermutet werden, dass das aktivierte und somit phosphorylierte STAT3 die ERK-Kinasen hemmt. Aus diesem Grund zeigt der zusätzlich eingesetzte ERK-Inhibitor U0126 keinen signifikanten Einfluss auf die CYR61-Regulation. Die MAPKK wird durch pSTAT3 nicht gehemmt und kann somit ihren hemmenden Einfluss auf die CYR61 mRNA-Expression ausüben. Der Angriffspunkt des RAS-RAF-MEK-Weges auf die CYR61-Regulation kann zum jetzigen Zeitpunkt jedoch nur im STAT3-Signalweg vermutet werden. Um genauere Aussagen treffen zu können, sind weitere Untersuchungen erforderlich.

5.7 Regulation der CYR61 mRNA-Expression durch die kombinierte Applikation von 17β-Östradiol und EGF

Die Ergebnisse dieser Studie bezüglich der Einflüsse von E2 und EGF auf die CYR61 mRNA-Expression wurden in den vorherigen Kapiteln bereits diskutiert. Des Weiteren stand in unserem Interesse die Regulation von CYR61 unter einer kombinierten Behandlung mit E2 und EGF. In bislang noch unveröffentlichten Daten der Arbeitsgruppe konnte an den malignen endometrialen

Epithelzellen RL-95 unter Ko-Behandlung mit E2 (27.238 ng/ml) und EGF (20 ng/ml) über 2 h ein synergistischer Effekt mit 23-facher Steigerung der CYR61 mRNA-Expression nachgewiesen werden. Die alleinige Behandlung der RL-95 Zellen mit E2 bzw. EGF führte zu ähnlichen Einflüssen auf die CYR61 mRNA-Expression, mit der Ausnahme, dass E2 alleine zu keinem Zeitpunkt für eine Induktion von CYR61 verantwortlich gemacht werden konnte. In den HES-Zellen zeigte sich unter der kombinierten E2- und EGF-Behandlung ebenfalls zu allen drei untersuchten Zeitpunkten eine signifikante Induktion der CYR61 mRNA-Expression. Interessanterweise konnte auch in dieser Zelllinie ein besonders starker Effekt mit einer bis zu 10-fachen Induktion nach einer Inkubationszeit von 2 h festgestellt werden. Bereits 2001 konnten von Sampath et al. ähnliche Daten an der Brustkrebszelllinie MCF-7 erhoben werden (Sampath et al., 2001a). Hier führten Konzentrationen von 10^{-6} E2 und 10 ng/ml EGF unter kombinierter Applikation zu einer verlängerten und erhöhten Nachweisbarkeit der CYR61 mRNA, was die Möglichkeit eines synergistischen Effektes der beiden Mediatoren aufkommen ließ.

Das verwendete Antiöstrogen ZK191703 gab in der vorliegenden Studie Aufschluss darüber, dass der additive 2 h-Effekt über die Östrogenrezeptoren vermittelt wird. Eine Regulation von EGF über die Östrogenrezeptoren konnte gleichzeitig ausgeschlossen werden, da eine Applikation des Antiöstrogens zusammen mit E2 und EGF die Induktion der CYR61 mRNA-Expression auf das alleinige EGF-Level inhibieren konnte. Somit wurde gezeigt, dass der östrogene Effekt über die Östrogenrezeptoren vermittelt wird, während die Regulation von EGF über andere Rezeptoren abläuft. Unklar bleibt jedoch, ob es in den durch E2 und EGF initiierten Signalkaskaden zu Interaktionen kommt, die einen additiven Effekt auf die CYR61 mRNA-Expression bedingen können.

Zum Thema der Wechselwirkungen zwischen den durch E2 und EGF initiierten Signalwegen, einschließlich der beteiligten Rezeptoren, lassen sich in der Literatur eine Reihe von Ansätzen finden, die teilweise zu konträren Erkenntnissen führen. Von Improta-Brears et al. wurde 1999 in den MCF-7 Brustkrebszellen unter Anwesenheit von ERs eine Östrogen-induzierte Aktivierung des MAPK-Signalweges beschrieben, die eine Erhöhung der intrazellulären Calciumkonzentration verlangt. Von einer anderen Arbeitsgruppe wurde eine Östrogen-vermittelte, jedoch ER-unabhängige Aktivierung des EGFR beschrieben, die in einer Inhibition des MAPK-Signalweges resultiert (Review: Filardo, 2002). Hier wird jedoch von einer Östrogen-vermittelten Signalweiterleitung über den GPR30-Rezeptor ausgegangen, dessen Relevanz für die Vermittlung des östrogenen Signals derzeit kontrovers diskutiert wird (Kapitel 5.2). Es werden auch

Mechanismen beschrieben, die über den Wachstumsfaktor EGF eine Verknüpfung zur Östrogen-vermittelten Signalkaskade ermöglichen. Schon 1992 wurden von Ignar-Trowbridge et al. die ersten Vermutungen darüber geäußert, dass EGF Gene aktiviert, die durch Estrogen Response Elements (EREs) reguliert werden. Neuere Studien gehen von einem Modell aus, in dem ein EGFR-ErbB2-Heterodimer, aktiviert über EGF, die Phosphorylierung von ERs stimuliert, dadurch eine Komplexbildung initiiert und über eine positive Rückkopplung die EGF-abgängige Signalkaskade verstärkt.

Der additive Effekt in den HES-Zellen auf die CYR61 mRNA-Expression lässt ebenfalls Hinweise auf eine mögliche Verknüpfung der Signalwege zu. Da der östrogene Einfluss vollständig über die ERs vermittelt wird und EGF keine Regulation über die ERs zeigt, kann von einer ER-unabhängigen Interaktion ausgegangen werden. Möglich wäre, wie bereits oben beschrieben, eine Signalleitung über E2, die in der Modulation der MAPK-Kaskade resultiert. Um mögliche Überschneidungen in den HES-Zell-Signalwegen aufzudecken, sind jedoch weitere Untersuchungen notwendig. Denkbar wäre eine Inhibition spezifischer Elemente der bereits bekannten Signalkaskade unter kombinierter Applikation von E2 und EGF. Interessant wären weitere Nachforschungen über den Stellenwert des GPR30 bezüglich dessen Wechselwirkungen in der Interaktion mit dem E2- und EGF-Signalweg.

5.8 Zusammenfassende Darstellung der CYR61-Regulation

Anhand der in dieser Studie ermittelten Ergebnisse lässt sich zusammenfassend ein Modell bezüglich der CYR61-Regulation über E2 und EGF in endometrialen Epithelzellen entwerfen (Abbildung 34). EGF wirkt zu den untersuchten Zeitpunkten (0.5 h, 1 h, 2 h) über den intrazellulären N-terminalen EGFR-Anteil aktivierend auf die CYR61 mRNA-Expression. Denn, wie mit der AG1478-Behandlung gezeigt wurde, beeinflusst eine C-terminale Rezeptoraktivierung den EGF-Signalweg nicht. Involviert in diese Regulation ist das STAT3-Protein, welches direkt über den EGFR oder vermittelt über die JAK2 bzw. die Src-Kinase phosphoryliert und somit aktiviert werden kann. Anschließend kommt es zur Homodimerisierung der STAT3-Proteine mit Internalisierung in den Nukleus und anschließender Bindung an die Zielgene der DNA zur Transkriptionsregulation der

5 | Diskussion

CYR61 mRNA. Die Beteiligung der JAK2-STAT3-Kaskade konnte für den Zeitpunkt nach 0.5 und 2 h eruiert werden.

Weiteren Einfluss nimmt die MAPK-Kaskade über die MAPKK MEK, die nach 1 und 2 h einen hemmenden Einfluss auf die CYR61 mRNA-Expression ausübt. Ob hierbei ein negativer Feedbackmechanismus oder Interaktionen mit dem JAK2-STAT3-Signalweg eine Rolle spielen, bleibt momentan noch ungeklärt. Auch die Bedeutung der MAPKs ERK1 und ERK2 innerhalb des MAPK-Signalweges bleibt offen.

Der alleinige östrogene Effekt, sowie auch der mit EGF kombinierte Effekt, läuft nach 2 h über die ERs ab. Es kommt zu einer intrazellulären Bindung von E2 an die ERs mit anschließender Dimerisierung und Internalisierung in den Nukleus. Von Interaktionen zwischen den durch E2 und EGF induzierten Signalwegen kann ohne weitere Untersuchungen zum jetzigen Zeitpunkt nicht ausgegangen werden.

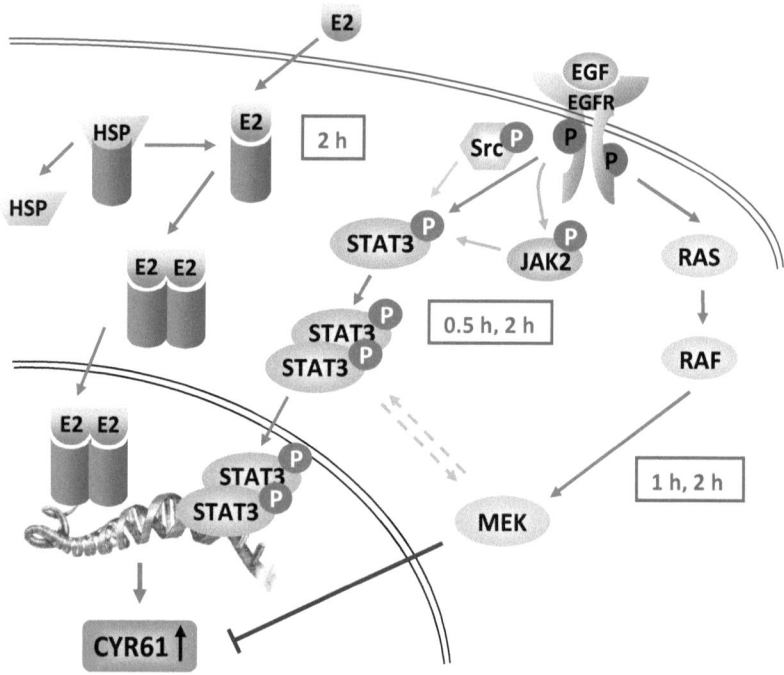

Abbildung 34: Modell für die durch EGF und Östrogen aktivierten Signalkaskaden auf die endometriale CYR61 mRNA-Expression.

5.9 Klinische Zusammenhänge

Das *CYR61*-Gen ist ein entscheidender Faktor bezogen auf die verschiedensten Pathologien des Endometriums, vor allem jedoch auf die stark östrogenabhängige Endometriose und das östrogenabhängige Adenokarzinom. Dieser Aspekt spielte im Hinblick auf die Wahl des zu betrachtenden Genes eine wichtige Rolle. Auf die endometrialen Karzinome scheint CYR61 je nach Tumortyp unterschiedliche Einflüsse zu nehmen. In einer Studie von 2004 wurde dargestellt, dass CYR61 das endometriale Tumorwachstum unter anderem durch die Induktion von Apoptose hemmen kann (Chien et al., 2004). Tumoren mit einer verminderten CYR61-Expression scheinen deshalb einen Größenvorteil zu zeigen. Im Gegensatz dazu konnte eine Expression von CYR61 in Hyperplasien und vielen Adenokarzinomen des Endometriums nachgewiesen werden (MacLaughlan et al., 2007). Unter Zunahme einer weiteren Studie kann heute der Schluss gezogen werden, dass die verminderte Expression von CYR61 in endometrioiden Adenokarzinomen protektiv wirkt. Erhöhte CYR61-Expressionen können aber in der Progression und dem biologischen Verhalten von endometrialen Karzinomzellen eine Rolle spielen (Watari et al., 2009). Da die Pathogenese des endometrioiden Adenokarzinoms stark E2-anhängig ist, ist auch eine Regulation des E2-responsiven CYR61 damit verbunden.

Besonders hervorzuheben ist die Involvierung von CYR61 in der Pathogenese der Endometriose, da von der Arbeitsgruppe schon einige Zusammenhänge aufgezeigt werden konnten. Die Endometriose ist eine benigne Erkrankung in der Reproduktionsphase der Frau, bei der es zum Vorhandensein von endometrialen Drüsen und Stroma außerhalb der inneren epithelialen Auskleidung des Uterus kommt. Ausgegangen wird von einer Hormonabhängigkeit der Erkrankung, die sich in einer Verschlechterung der Symptomatik durch Östrogen und einem hemmenden Einfluss der Gestagene äußert. Bereits 2004 wurde von Absenger et al. CYR61 als ein Biomarker der Endometriose in Betracht gezogen, da eine erhöhte Konzentration sowohl im Endometrium von Endometriosepatientinnen als auch in den Läsionen selbst gefunden werden konnte. Darauf aufbauend konnte an Pavianen bewiesen werden, dass eine experimentell ausgelöste Endometriose zu einer CYR61-Induktion im eutopen Endometrium und auch in den erzeugten Endometrioseherden führt (Gashaw et al., 2006). Die Untersuchung der Signalkaskaden von CYR61 im Endometrium trägt nun dazu bei, dessen physiologische Regulation zu verstehen und Unterschiede gegenüber einem pathologischen Signalweg aufzudecken. Erste Hinweise auf Zusammenhänge zwischen der Signalweiterleitung und der Pathologie des Endometriums zeigen sich anhand von bisher unveröffentlichten Daten der Arbeitsgruppe. In den endometrialen Karzinomzellen RL-95 konnte der MAPK-Signalweg als der entscheidende Vermittler des EGF-Signals auf die CYR61-Induktion eruiert werden. Dagegen zeigt sich in dieser Studie, dass im eutopen Endometrium das STAT3-Protein entscheidend an der Hochregulation von *CYR61* beteiligt ist. Die MAPK-Kinase-Kaskade dagegen wirkt inhibierend auf das *CYR61*-Gen.

Auch der Wachstumsfaktor EGF konnte schon in Zusammenhang mit Endometriose gebracht werden. 2000 konnten Scotti et al. eine verminderte Expression sowohl von EGF als auch vom EGFR in Endometrioseherden vorfinden. In einer neueren Studie konnte keine Veränderung der EGF-Konzentration im eutopen Endometrium bei Patientinnen mit einer fortgeschrittenen Endometriose gefunden werden (Lee et al., 2007). Auch sind Daten von E2, als einen das *CYR61*-Gen regulierenden Faktor, und seiner Relevanz für die Endometriose vorhanden. In einer kürzlich veröffentlichten Studie konnten höhere Konzentrationen an E2 im eutopen Endometrium von Patientinnen im Vergleich zum gesunden Endometrium gefunden werden (Delvoux et al., 2009). Ursächlich hierfür wird ein veränderter E2-Metabolismus bei Endometriosepatientinnen gesehen. Interessante Ergebnisse liefern auch Collins et al. (2009). Die chinesische Pflanzenart Prunella Vulgaris (PV) wurde in den endometrialen Karzinomzellen ECC-1 als ein wirksames Antiöstrogen mit inhibierender Wirkung auf die Cyr61-Expression charakterisiert. Mit Hilfe dieser antiöstrogenen Wirkung wurde der proliferative Effekt von Östrogenen auf murine Endometrioseherde gezeigt. Inwieweit PV als unterstützende Behandlung von Östrogen-abhängigen Erkrankungen, wie Endometriumkarzinomen oder Endometriose dienen kann, bleibt zum jetzigen Zeitpunkt jedoch noch unklar. Die dargelegten Untersuchungen zeigen die Relevanz sowohl von CYR61, als auch von EGF und E2 bei unterschiedlichen endometrialen Erkrankungen. Die Aufdeckung der physiologischen Signalkaskaden und Interaktionen zwischen dem *CYR61*-Gen und den betrachteten Mediatoren kann Hilfestellung dazu geben, die Entstehung und Aufrechterhaltung von Pathologien im Endometrium nachzuvollziehen. Daraus resultierend könnten mögliche neue Therapiemöglichkeiten gefunden werden.

6 Zusammenfassung

Der pro-angionene Faktor Cystein-reiches Protein 61 (*CYR61*) gehört zu den Wachstumsfaktor-induzierbaren Immediate-Early Genes und spielt eine wesentliche Rolle in der Angiogenese sowie der Tumorgenese. Im humanen Endometrium zeigte CYR61 eine besonders hohe Expression während der Proliferationsphase. Aus diesem Grund wurde der Einfluss der proliferativ wirkenden Mediatoren 17β-Östradiol (E2) und Epidermal Growth Factor (EGF) auf die CYR61 mRNA-Expression in endometrialen Epithelzellen (HES) untersucht.

Eine Applikation von E2 führte nach 2 h zu einer signifikanten Induktion der CYR61 mRNA-Expression über die Östrogenrezeptoren (ERs), wie durch die simultane Inkubation mit dem Antiöstrogen ZK191703 gezeigt werden konnte. Immunhistochemisch wurden die ERs nach Östrogen-Stimulation sowohl im Zytoplasma, als auch internalisiert im Nukleus nachgewiesen.

Die EGF-Behandlung zeigte bereits nach 30 min eine signifikante Hochregulation der CYR61 mRNA-Expression. Die kombinierte Applikation von E2 und EGF hatte einen additiven Effekt auf die CYR61 mRNA nach 2 h zur Folge. Durch die Zugabe eines Antiöstrogens konnte die additive Wirkung auf EGF-Level reduziert werden und somit die Relevanz der ERs für diesen Effekt bestätigt werden. Dagegen führte eine Hemmung des C-terminalen EGFR mittels des Tyrosinkinase-Inhibitors AG1478 nicht zur Reduktion der CYR61-Level. Erstaunlicherweise konnte eine Induktion der CYR61 mRNA-Expression nach Inhibition der Mitogen-activated Proteinkinase (MAPK) MEK unter EGF-Applikation zum Zeitpunkt von 1 und 2 h beobachtet werden. Bewiesen werden konnte die Vermittlung des EGF-Effektes über den Januskinase 2 (JAK2)- Signal Transducers and Activators of Transcription 3 (STAT3)-Signalweg durch simultane Inkubation von EGF mit dem JAK2-Inhibitor AG490 und einem spezifischen STAT3-Inhibitor.

Zusammenfassend reguliert EGF die CYR61 mRNA-Expression in den HES-Zellen über das unter JAK2-Phosphorylierung aktivierte STAT3-Protein. Vermutlich wird dieser Signalweg über die membrannahe intrazelluläre EGFR-Aktivierung vermittelt. Durch mögliche Interaktionen mit dem JAK2-STAT3-Signalweg inhibiert der EGFR-MAPK-MEK-Signalweg die CYR61 mRNA-Expression. Der alleinige und mit EGF kombinierte östrogene Effekt wirkt über die ERs nach 2 h induzierend.

CYR61 stellt somit ein im humanen Endometrium komplex moduliertes Gen dar, das unter anderem durch EGF- und E2-induzierte Signalkaskaden reguliert wird. Die pathophysiologische Bedeutung einer derartigen Expressionsregulation im Hinblick auf die mögliche Entstehung einer Endometriose oder eines Tumors, sowie deren Therapie, muss weiter untersucht werden.

7 Literaturverzeichnis

(1) **Absenger Y**, Hess-Stumpp H, Kreft B, Krätzschmar J, Haendler B, Schütze N, Regidor PA, Winterhager E (2004): Cyr61, a deregulated gene in endometriosis. Mol Hum Reprod. 10(6), 399-407.

(2) **Aggarwal BB**, Sethi G, Ahn KS, Sandur SK, Pandey MK, Kunnumakkara AB, Sung B, Ichikawa H (2006): Targeting Signal-Transducer-and-Activator-of-Transcription-3 for Prevention and Therapy of Cancer: Modern Target but Ancient Solution. Ann N Y Acad Sci. 1091, 151-69.

(3) **Alvarez JV**, Greulich H, Sellers WR, Meyerson M, Frank DA (2006): Signal Transducer and Activator of Transcription 3 is Required for the Oncogenic Effects of Non-Small-Cell Lung Cancer-Associated Mutations of the Epidermal Growth Factor Receptor. Cancer Res. 66(6), 3162-8.

(4) **Arany I**, Megyesi JK, Nelkin BD and Safirstein RL (2006): STAT3 attenuates EGFR-mediated ERK activation and cell survival during oxidant stress in mouse proximal tubular cells. Kidney Int. 70(4), 669-74.

(5) **Bergman CA**, Talavera F, Christman GM, Baker VV, Roberts JA, Menon KM (1997): Transforming Growth Factor-β Negatively Modulates Proliferation and c-fos Expression of the Human Endometrial Adenocarcinoma Cell Line HEC-1-A. Gynecol Oncol. 65(1), 63-8.

(6) **Björnström L** and Sjöberg M (2005): Mechanisms of Estrogen Receptor Signaling: Convergence of Genomic and Nongenomic Actions on Target Genes. Mol Endocrinol. 19(4), 833-42. Review.

(7) **Boonstra J**, Rijken P, Humbel B, Cremers F, Verkleij A, van Bergen en Henegouwen P (1995): The Epidermal Growth Factor. Cell Biol Int. 19(5), 413-30.

(8) **Borellini F** and Oka T (1989): Growth Control and Differentiation in Mammary Epithelial Cells. Environ Health Perspect. 80, 85-99.

(9) **Bork P** (1993): The modular architecture of a new family of growth regulators related to connective tissue growth factor. FEBS Lett. 327(2), 125-30. Review.

(10) **Brigstock DR** (1999): The Connective Tissue Growth Factor/Cysteine-Rich 61/Nephroblastoma Overexpressed (CCN) Family. Endocr Rev. 20(2), 189-206. Review.

(11) **Brigstock DR** (2002): Regulation of angiogenesis and endothelial cell function by connective tissue growth factor (CTGF) and cysteine-rich 61 (CYR61). Angiogenesis. 5(3), 153-65.

(12) **Brigstock DR** (2003): The CCN family: a new stimulus package. J Endocrinol. 178(2), 169-75.

(13) **Caputto BL** and Guido ME (2000): Immediate Early Gene Expression Within the Visual System: Light and Circadian Regulation in the Retina and the Suprachiasmatic Nucleus. Neurochem Res. 25(1), 153-62. Review.

(14) **Catalano RD**, Johnson MH, Campbell EA, Charnock-Jones DS, Smith SK, Sharkey AM. (2005): Inhibition of Stat3 activation in the endometrium prevents implantation: A nonsteroidal approach to contraception. Proc Natl Acad Sci U S A. 102(24), 8585-90.

(15) **Chardin P**, Cussac D, Maignan S, Ducruix A (1995): The Grb2 adaptor. FEBS Lett. 369(1), 47-51. Review.

(16) **Chen CC**, Mo FE, Lau LF (2001): The Angiogenic Factor Cyr61 Activates a Genetic Program for Wound Healing in Human Skin Fibroblasts. J Biol Chem. 276(50), 47329-37.

(17) **Chen Y** and Du XY (2007): Functional Properties and Intracellular Signaling of CCN1/Cyr61. J Cell Biochem. 100(6), 1337-45. Review.

(18) **Chien W**, Kumagai T, Miller CW, Desmond JC, Frank JM, Said JW, Koeffler HP (2004): Cyr61 Suppresses Growth of Human Endometrial Cancer Cells. J Biol Chem. 279(51), 53087-96.

(19) **Chung J**, Uchida E, Grammer TC, Blenis J (1997): STAT3 Serine Phosphorylation by ERK-Dependent and -Independent Pathways Negatively Modulates Its Tyrosine Phosphorylation. Mol Cell Biol. 17(11), 6508-16.

7 | Literaturverzeichnis

(20) **Cicinelli E**, Einer-Jensen N, Cignarelli M, Mangiacotti L, Luisi D, Schonauer S (2004): Preferential transfer of endogenous ovarian steroid hormones to the uterus during both the follicular and luteal phases. Hum Reprod. 19(9), 2001-4.

(21) **Collins NH**, Lessey EC, DuSell CD, McDonnell DP, Fowler L, Palomino WA, Illera MJ, Yu X, Mo B, Houwing AM, Lessey BA (2009): Characterization of Antiestrogenic Activity of the Chinese Herb, *Prunella vulgaris*, Using In Vitro and In Vivo (Mouse Xenograft) Models. Biol Reprod. 80(2), 375-83.

(22) **Colomiere M**, Ward AC, Riley C, Trenerry MK, Cameron-Smith D, Findlay J, Ackland L, Ahmed N (2009): Cross talk of signals between EGFR and IL-6R through JAK2/STAT3 mediate epithelial-mesenchymal transition in ovarian carcinomas. Br J Cancer. 100(1), 134-44.

(23) **Davies SP**, Reddy H, Caivano M, Cohen P (2000): Specificity and mechanism of action of some commonly used protein kinase inhibitors. Biochem J. 351(Pt 1), 95-105.

(24) **Delvoux B**, Groothuis P, D'Hooghe T, Kyama C, Dunselman G, Romano A (2009): Increased Production of 17β-Estradiol in Endometriosis Lesions Is the Result of Impaired Metabolism. J Clin Endocrinol Metab. 94(3), 876-83.

(25) **Deroo BJ** and Korach KS (2006): Estrogen receptors and human disease. J Clin Invest. 116(3), 561-70. Review.

(26) **Desai NN**, Kennard EA, Kniss DA, Friedman CI (1994): Novel human endometrial cell line promotes blastocyst development. Fertil Steril. 61(4), 760-6.

(27) **Dimitriadis E**, Stoikos C, Tan YL, Salamonsen LA. (2006): Interleukin 11 Signaling Components Signal Transducer and Activator of Transcription 3 (STAT3) and Suppressor of Cytokine Signaling 3 (SOCS3) Regulate Human Endometrial Stromal Cell Differentiation. Endocrinology. 147(8), 3809-17.

(28) **Dowlati A**, Nethery D, Kern JA (2004): Combined inhibition of epidermal growth factor receptor and JAK/STAT pathways results in greater growth inhibition *in vitro* than single agent therapy. Mol Cancer Ther. 3(4), 459-63.

(29) **El-Rayes BF** and LoRusso PM (2004): Targeting the epidermal growth factor receptor. Br J Cancer. 91(3), 418-24.

(30) **Ferguson KM**, Berger MB, Mendrola JM, Cho HS, Leahy DJ, Lemmon MA (2003): EGF Activates Its Receptor by Removing Interactions that Autoinhibit Ectodomain Dimerization. Mol Cell. 11(2), 507-17.

(31) **Filardo EJ** (2002): Epidermal growth factor receptor (EGFR) transactivation by estrogen via the G-protein-coupled receptor, GPR30: a novel signaling pathway with potential significance for breast cancer. J Steroid Biochem Mol Biol. 80(2), 231-8. Review.

(32) **Fitzgerald JS**, Poehlmann TG, Schleussner E, Markert UR (2008): Trophoblast invasion: the role of intracellular cytokine signalling via signal transducer and activator of transcription 3 (STAT3). Hum Reprod Update. 14(4), 335-44.

(33) **Fuller SJ**, Sivarajah K, Sugden PH (2008): ErbB receptors, their ligands, and the consequences of their activation and inhibition in the myocardium. J Mol Cell Cardiol. 44(5), 831-54.

(34) **Gashaw I**, Böing C, Kimmig R, Winterhager E (2008a): Estrogenic regulation of CYR61 in endometric lesions. 103rd Annual Meeting of the Anatomische Gesellschaft, Innsbruck, Austria, March 14 – 17, 2008.

(35) **Gashaw I**, Hastings JM, Jackson KS, Winterhager E, Fazleabas AT (2006): Induced Endometriosis in the Baboon (*Papio anubis*) Increases the Expression of the Proangiogenic Factor CYR61 (CCN1) in Eutopic and Ectopic Endometria. Biol Reprod. 74(6), 1060-6.

(36) **Gashaw I**, Klein R, Winterhager E (2008c): EGF regulates the proliferative factor CYR61 via an activation of STAT3 proteins in endometrial cells. Hum. Reprod. 23, 177-78.

(37) **Gashaw I**, Stiller S, Böing C, Kimmig R, Winterhager E (2008b): Premenstrual Regulation of the Pro-Angiogenic Factor CYR61 in Human Endometrium. Endocrinology, 149(5), 2261-9.

(38) **Gellhaus A**, Schmidt M, Dunk C, Lye SJ, Kimmig R, Winterhager E (2006): Decreased expression of the angiogenic regulators CYR61 (CCN1) and NOV (CCN3) in human placenta is associated with pre-eclampsia. Mol Hum Reprod. 12(6), 389-99.

7 | Literaturverzeichnis

(39) **Haining RE**, Cameron IT, van Papendorp C, Davenport AP, Prentice A, Thomas EJ, Smith SK (1991): Epidermal growth factor in human endometrium: proliferative effects in culture and immunocytochemical localization in normal and endometriotic tissues. Hum Reprod. 6(9), 1200-5.

(40) **Hall JM**, Couse JF, Korach KS (2001): The Multifaceted Mechanisms of Estradiol and Estrogen Receptor Signaling. J Biol Chem. 276(40), 36869-72. Review.

(41) **Han JS**, Macarak E, Rosenbloom J, Chung KC, Chaqour B (2003): Regulation of *Cyr61/CCN1* gene expression through RhoA GTPase and p38MAPK signaling pathways. Eur J Biochem. 270(16), 3408-21.

(42) **Heldring N**, Pike A, Andersson S, Matthews J, Cheng G, Hartman J, Tujague M, Ström A, Treuter E, Warner M, Gustafsson JA (2007): Estrogen Receptors: How Do They Signal and What Are Their Targets. Physiol Rev. 87(3), 905-31. Review.

(43) **Huang C**, Cao J, Huang KJ, Zhang F, Jiang T, Zhu L, Qiu ZJ (2006): Inhibition of STAT3 activity with AG490 decreases the invasion of human pancreatic cancer cells in vitro. Cancer Sci. 97(12), 1417-23.

(44) **Huet-Hudson YM**, Chakraborty C, De SK, Suzuki Y, Andrews GK, Dey SK (1990): Estrogen regulates the synthesis of epidermal growth factor in mouse uterine epithelial cells. Mol Endocrinol. 4(3), 510-23.

(45) **Ignar-Trowbridge DM**, Nelson KG, Bidwell MC, Curtis SW, Washburn TF, McLachlan JA, Korach KS (1992): Coupling of dual signaling pathways: Epidermal growth factor action involves the estrogen receptor. Proc Natl Acad Sci U S A. 89(10), 4658-62.

(46) **Improta-Brears T**, Whorton AR, Codazzi F, York JD, Meyer T, McDonnell DP (1999): Estrogen-induced activation of mitogen-activated protein kinase requires mobilization of intracellular calcium. Proc Natl Acad Sci U S A. 96(8), 4686-91.

(47) **Jensen EV** and Jacobsen HI (1962): Basic guides to the mechanismen of estrogen action. Rec Prog Horm Res 18, 387-414.

(48) **Jorissen RN**, Walker F, Pouliot N, Garrett TP, Ward CW, Burgess AW. (2003): Epidermal growth factor receptor: mechanisms of activation and signalling. Exp Cell Res. 284(1), 31-53. Review.

(49) **Knowlton AA** and Sun L (2001): Heat-shock factor-1, steroid hormones, and regulation of heat-shock protein expression in the heart. Am J Physiol Heart Circ Physiol. 280(1), H455-64.

(50) **Kuiper GG**, Enmark E, Pelto-Huikko M, Nilsson S, Gustafsson JA (1996). Cloning of a novel receptor expressed in rat prostate and ovary. Proc Natl Acad Sci U S A. 93(12), 5925-30.

(51) **Lambert S**, Ameels H, Gniadecki R, Hérin M, Poumay Y (2008): Internalization of EGF Receptor Following Lipid Rafts Disruption in Heratinocytes Is Delayed and Dependent on p38 MAPK Activation. J Cell Physiol. 217(3), 834-45.

(52) **Lau LF** and Lam SC (1999): The CCN Family of Angiogenic Regulators: The Integrin Connection. Exp Cell Res. 248(1), 44-57. Review.

(53) **Lee SR**, Kim SH, Lee YJ, Hong SH, Chae HD, Kim CH, Kang BM, Choi YM (2007): Expression of epidermal growth factor, fibroblast growth factor-2, and platelet-derived growth factor-A in the eutopic endometrium of women with endometriosis. J Obstet Gynaecol Res. 33(3), 242-7.

(54) **Lim CP** and Cao X (2006): Structure, function, and regulation of STAT proteins. Mol Biosyst. 2(11), 536-50. Review.

(55) **MacLaughlan SD**, Palomino WA, Mo B, Lewis TD, Lininger RA, Lessey BA (2007). Endometrial Expression of Cyr61: A Marker of Estrogenic Activity in Normal and Abnormal Endometrium. Obstet Gynecol. 110(1), 146-54.

(56) **MacRae Dell K**, Nemo R, Sweeney WE Jr, Avner ED (2004): EGF-related growth factors in the pathogenesis of murine ARPKD. Kidney Int. 65(6), 2018-29.

(57) **Maegawa M**, Arao T, Yokote H, Matsumoto K, Kudo K, Tanaka K, Kaneda H, Fujita Y, Ito F, Nishio K (2009): Epidermal growth factor receptor lacking C-terminal autophosphorylation sites retains signal transduction and high sensitivity to epidermal growth factor receptor tyrosine kinase inhibitor. Cancer Sci. 100(3), 552-7.

(58) **Maruyama T** and Yoshimura Y (2008): Molecular and Cellular Mechanisms for Differentiation and Regeneration of the Uterine Endometrium. Endocr J. 55(5), 795-810. Review.

(59) **Mellor SJ** and Thomas EJ (1995): Interactions between oestradiol and epidermal growth factor in endometrial stromal proliferation and differentiation. J Reprod Fertil. 104(1), 157-64.

(60) **Menendez JA**, Vellon L, Mehmi I, Teng PK, Griggs DW, Lupu R (2005): A novel CYR61-triggered 'CYR61-$\alpha_v\beta_3$ integrin loop' regulates breast cancer cell survival and chemosensitivity through activation of ERK1/ERK2 MAPK signaling pathway. Oncogene. 24(5), 761-79.

(61) **Migliaccio A**, Castoria G, Di Domenico M, Ciociola A, Lombardi M, De Falco A, Nanayakkara M, Bottero D, De Stasio R, Varricchio L, Auricchio F (2006): Crosstalk between EGFR and Extranuclear Steroid Receptors. Ann N Y Acad Sci. 1089, 194-200.

(62) **Mo FE**, Muntean AG, Chen CC, Stolz DB, Watkins SC, Lau LF (2002): CYR61 (CCN1) Is Essential for Placental Development and Vascular Integrity. Mol Cell Biol. 22(24), 8709-20.

(63) **Nilsson S**, Mäkelä S, Treuter E, Tujague M, Thomsen J, Andersson G, Enmark E, Pettersson K, Warner M, Gustafsson JA (2001). Mechanisms of Estrogen Action. Physiol Rev. 81(4), 1535-65. Review.

(64) **Nishimoto S** and Nishida E (2006): MAPK signalling: ERK5 versus ERK1/2. EMBO Rep. 7(8), 782-6. Review.

(65) **O'Brien TP**, Yang GP, Sanders L, Lau LF (1990): Expression of *cyr61*, a Growth Factor-Inducible Immediate-Early Gene. Mol Cell Biol. 10(7), 3569-77.

(66) **Olayioye MA**, Neve RM, Lane HA, Hynes NE (2000): The ErbB signaling network: receptor heterodimerization in development and cancer. EMBO J. 19(13), 3159-67. Review.

(67) **Osherov N**, Gazit A, Gilon C, Levitzki A (1993): Selective Inhibition of the Epidermal Growth Factor and HER2/Neu Receptors by Tyrphostins. J Biol Chem. 268(15), 11134-42.

(68) **Osherov N** and Levitzki A (1994): Epidermal-growth-factor-dependent activation of the Src-family kinases. Eur J Biochem. 225(3), 1047-53.

(69) **Otto C**, Fuchs I, Kauselmann G, Kern H, Zevnik B, Andreasen P, Schwarz G, Altmann H, Klewer M, Schoor M, Vonk R, Fritzemeier KH (2009): GPR30 Does Not Mediate Estrogenic Responses in Reproductive Organs in Mice. Biol Reprod. 80(1), 34-41.

(70) **Otto C**, Rohde-Schulz B, Schwarz G, Fuchs I, Klewer M, Brittain D, Langer G, Bader B, Prelle K, Nubbemeyer R, Fritzemeier KH (2008): G Protein-Coupled Receptor 30 Localizes to the Endoplasmic Reticulum and Is Not Activated by Estradiol. Endocrinology. 149(10), 4846-56.

(71) **Pavlik EJ** and Katzenellenbogen BS (1987): Human Endometrial Cells in Primary Tissue Culture: Estrogen Interactions and Modulation of Cell Proliferation. J Clin Endocrinol Metab. 47(2), 333-44.

(72) **Pawson T** (1995): Protein modules and signalling networks. Nature. 373(6515), 573-80. Review.

(73) **Pierro E**, Minici F, Alesiani O, Miceli F, Proto C, Screpanti I, Mancuso S, Lanzone A (2001): Stromal-Epithelial Interactions Modulate Estrogen Responsiveness in Normal Human Endometrium. Biol Reprod. 64(3), 831-8.

(74) **Quesnelle KM**, Boehm AL, Grandis JR (2007): STAT-Mediated EGFR Signaling in Cancer. J Cell Biochem. 102(2), 311-9. Review.

(75) **Remage-Healey L**, Maidment NT, Schlinger BA (2008): Forebrain steroid levels fluctuate rapidly during social interactions. Nat Neurosci. 11(11), 1327-34.

(76) **Ren Z** and Schaefer TS (2002): ErbB-2 Activates Stat3α in a Src- and JAK2-dependent Manner. J Biol Chem. 277(41), 38486-93.

(77) **Rivera-Gonzalez R**, Petersen DN, Tkalcevic G, Thompson DD, Brown TA (1998): Estrogen-induced Genes in the Uterus of Ovariectomized Rats and their Regulation by Droloxifene and Tamoxifen. J Steroid Biochem Mol Biol. 64(1-2), 13-24.

(78) **Roberts PJ** and Der CJ (2007): Targeting the Raf-MEK-ERK mitogen-activated protein kinase cascade for the treatment of cancer. Oncogene. 26(22), 3291-310. Review.

(79) **Sampath D**, Winneker RC, Zhang Z (2001a): Cyr61, a Member of the CCN Family, Is Required for MCF-7 Cell Proliferation: regulation by 17β-Estradiol and Overexpression in Human Breast Cancer. Endocrinology. 142(6), 2540-8.

(80) **Sampath D**, Zhu Y, Winneker RC, Zhang Z (2001b): Aberrant Expression of Cyr61, a Member of the CCN (*CTGF/Cyr61/Cef10/NOVH*) Family, and Dysregulation by 17β-Estradiol and Basic Fibroblast Growth Factor in Human Uterine Leiomyomas. J Clin Endocrinol Metab. 86(4), 1707-15.

(81) **Sato K**, Nagao T, Iwasaki T, Nishihira Y, Fukami Y (2003): Src-dependent phosphorylation of the EGF receptor Tyr-845 mediates Stat-p21^{waf1} pathway in A431 cells. Genes Cells. 8(12), 995-1003.

(82) **Schütze N**, Lechner A, Groll C, Siggelkow H, Hüfner M, Köhrle J, Jakob F (1998): The Human Analog of Murine Cystein Rich Protein 61 Is a 1α,25-Dihydroxyvitamin D_3 Responsive Immediate Early Gene in Human Fetal Osteoblasts: Regulation by Cytokines, Growth Factors, and Serum. Endocrinology. 139(4), 1761-70.

(83) **Schütze N**, Rücker N, Müller J, Adamski J, Jakob F (2001): 5' flanking sequence of the human immediate early responsive gene ccn1 (cyr61) and mapping of polymorphic CA repeat sequence motifs in the human ccn1 (cyr61) locus. Mol Pathol. 54(3), 170-5.

(84) **Scotti S**, Regidor PA, Schindler AE, Winterhager E (2000): Reduced proliferation and cell adhesion in endometriosis. Mol Hum Reprod. 6(7), 610-7.

(85) **Shao H**, Cheng HY, Cook RG, Tweardy DJ (2003): Identification and Characterization of Signal Transducer and Activator of Transcription 3 Recruitment Sites within the Epidermal Growth Factor Receptor. Cancer Res. 63(14), 3923-30.

(86) **Sharma D**, Saxena NK, Vertino PM, Anania FA. (2006): Leptin promotes the proliferative response and invasiveness in human endometrial cancer cells by activating multiple signal-transduction pathways. Endocr Relat Cancer. 13(2), 629-40.

(87) **Skafar DF** and Zhao C (2008): The multifunctional estrogen receptor-alpha F domain. Endocrine. 33(1), 1-8. Review.

(88) **Smith HO**, Leslie KK, Singh M, Qualls CR, Revankar CM, Joste NE, Prossnitz ER (2007): GPR30: a novel indicator of poor survival for endometrial carcinoma. Am J Obstet Gynecol. 196(4), 386.e1-386.e11.

(89) **Tamura I**, Rosenbloom J, Macarak E, Chaqour B (2001): Regulation of Cyr61 gene expression by mechanical stretch through multiple signaling pathways. Am J Physiol Cell Physiol. 281(5), C1524-32.

(90) **Tan M**, Lan KH, Yao J, Lu CH, Sun M, Neal CL, Lu J, Yu D (2006): Selective Inhibition of ErbB2-Oerexpressing Breast Cancer In vivo by a Novel TAT-Based ErbB2-Targeting Signal Transducers and Activators of Transcription 3-Blocking Peptide. Cancer Res. 66(7), 3764-72.

(91) **Yang J**, Singleton DW, Shaughnessy EA, Khan SA (2008): The F-domain of estrogen receptor-alpha inhibits ligand induced receptor dimerization. Mol Cell Endocrinol. 295(1-2), 94-100.

(92) **Yarden Y** (2001): The EGFR family and its ligands in human cancer: signalling mechanisms and therapeutic opportunities. Eur J Cancer. 37 Suppl 4, 3-8. Review.

(93) **Vanacker JM**, Pettersson K, Gustafsson JA, Laudet V (1999): Transcriptional targets shared by estrogen receptor-related receptors (ERRs) and estrogen receptor (ER) α, but not by ERβ. EMBO J. 18(15), 4270-9.

(94) **Wang W**, Edington HD, Jukic DM, Rao UN, Land SR, Kirkwood JM (2008): Impact of IFNα2b upon pSTAT3 and the MEK/ERK MAPK Pathway in Melanoma. Cancer Immunol Immunother. 57(9), 1315-21.

(95) **Watari H**, Xiong Y, Hassan MK, Sakuragi N (2009): Cyr61, a member of ccn (connective tissue growth factor/cysteine-rich 61/nephroblastoma overexpressed) family, predicts survival of patients with endometrial cancer of endometrioid subtype. Gynecol Oncol. 112(1), 229-34.

(96) **Xie D**, Miller CW, O'Kelly J, Nakachi K, Sakashita A, Said JW, Gornbein J, Koeffler HP (2001): Breast Cancer: *Cyr61* is overexpressed, estrogen-inducible, and associated with more advanced disease. J Biol Chem. 276(17), 14187-94.

7 | Literaturverzeichnis

(97) **Zhang T**, Ma J, Cao X (2003): Grb2 regulates Stat3 activation negatively in epidermal growth factor signalling. Biochem J. 376(Pt 2), 457-64.

(98) **Zhang Z**, Krause M, Davis DL (1992): Epidermal Growth Factor Receptors in Porcine Endometrium: Binding Characteristics and the Regulation of Prostaglandin E and $F_{2\alpha}$ Production. Biol Reprod. 46(5), 932-6.

(99) **Zhou Y**, Li S, Hu YP, Wang J, Hauser J, Conway AN, Vinci MA, Humphrey L, Zborowska E, Willson JK, Brattain MG (2006): Blockade of EGFR and ErbB2 by the Novel Dual EGFR and ErbB2 Tyrosine Kinase Inhibitor GW572016 Sensitizes Human Colon Carcinoma GEO Cells to Apoptosis. Cancer Res. 66(1), 404-11.

(100) **Zimmer S**, Kahl P, Buhl TM, Steiner S, Wardelmann E, Merkelbach-Bruse S, Buettner R, Heukamp LC (2008): Epidermal growth factor receptor mutations in non-small cell lung cancer influence downstream Akt, MAPK and Stat3 signaling. J Cancer Res Clin Oncol. 135(5), 723-30.

Abbildungsverzeichnis

Abbildung 1: Struktureller Aufbau der Mitglieder der CCN-Protein-Familie. 9
Abbildung 2: Schematische Darstellung des *CYR61*-Promotors mit seinen Bindungsmotiven. 11
Abbildung 3: Strukturformel von 17β-Östradiol. 12
Abbildung 4: Domänen der kernlokalisierten Steroidhormonrezeptoren. 13
Abbildung 5: Schematische Darstellung der Homologie zwischen ERα und ERβ. 14
Abbildung 6: Aufbau des EGF-Rezeptors mit den bekannten C-terminalen Phosphorylierungsstellen an den Tyrosinresten. 18
Abbildung 7: Die EGFR Signalwege. 19
Abbildung 8: Onkogene Aktivierung des MAPK-Signalweges. 20
Abbildung 9: Der Aufbau des STAT3-Proteins und seine Aktivierung. 22
Abbildung 10: Transaktivierung des EGFR durch E2 via GPR30. 23
Abbildung 11: Expression von ESR1, ESR2 und EGFR. 27
Abbildung 12: Lokalisierung von CYR61 und ERα in HES-Zellen. 41
Abbildung 13: Lokalisierung von CYR61 und EGFR in HES-Zellen. 42
Abbildung 14: Lokalisierung von CYR61 und pEGFR in HES-Zellen. 42
Abbildung 15: Lokalisierung des phosphorylierten ErbB2-Rezeptors in HES-Zellen. 43
Abbildung 16: Wachstumsverhalten der endometrialen HES-Zellen. 44
Abbildung 17: Zellzahl der endometrialen HES-Zellen. 45
Abbildung 19: Östrogene Regulation der CYR61 Genexpression. 48
Abbildung 20: Wirkung des Antiöstrogens auf die EGF-vermittelten Effekte. 48
Abbildung 21: Auftrennung der Amplifikate im Agarose-Gel nach semiquantitativer PCR. 49
Abbildung 22: Wirkung des EGFR-Inhibitors AG698. 50

8 | Anhang

Abbildung 23: EGF-induzierte Phosphorylierung von Tyrosinresten des EGFR mit eingeschalteten Signalkaskaden. 51

Abbildung 24: Wirkung des EGFR-Inhibitors AG1478. 52

Abbildung 25: Wirkung der Tyrphostine AG698 und AG1478. 53

Abbildung 26: Modell des durch EGF phosphorylierten EGFR-Dimers mit nachgeschalteter MAP-Kinase-Kaskade. 54

Abbildung 27: Wirkung des MEK-Inhibitors PD98059. 55

Abbildung 28: Wirkung des ERK1/2-Inhibitors U0126. 56

Abbildung 29: Modell des durch EGF phosphorylierten EGFR-Dimers mit nachgeschaltetem JAK2-STAT3-Signalweg. 57

Abbildung 30: Wirkung des JAK2-Inhibitors AG490 (20 µM). 58

Abbildung 31: Wirkung des JAK2-Inhibitors AG490 (50 µM). 59

Abbildung 32: Wirkung des STAT3-Inhibitors. 59

Abbildung 33: Modell des EGFR-Dimers mit seinen Phosphorylierungsstellen, den initiierbaren Signalwegen und der nachgeschalteten MAP-Kinase-Kaskade. 68

Abbildung 34: Modell für die durch EGF und Östrogen aktivierten Signalkaskaden auf die endometriale CYR61 mRNA-Expression. 76

Abkürzungsverzeichnis

AF	Aktivierungsfunktion (Activation Function)
AP-1	Activator Protein 1
BIRC5	Baculoviral Inhibitor of apoptosis Repeat-Containing 5
bp	Basenpaare
CCND1	Cyclin D1
CDKN1A	Cyclin-Dependent Kinase Inhibitor 1A
CREB	cAMP Responsive Element Binding protein
CT	Carboxyterminale Region
CTGF	Connective Tissue Growth Factor
CYR61	Cystein-reiches Protein 61 (Cysteine Rich Protein 61) [Homo sapiens]
Cyr61	Cystein-reiches Protein 61 (Cysteine Rich Protein 61) [Mus musculus, Rattus norvegicus]
DAG	1,2-Diacylglycerol
DBD	DNA-bindende Domäne
c-Fos	FBJ murine osteosarcoma viral oncogene homolog
DNA	Desoxyribonukleinsäure (Deoxyribonucleic Acid)
cDNA	Complementäre DNA (complementary DNA)
E2	17β-Östradiol
ECM	Extrazelluläre Matrix
EGF	Epidermal Growth Factor
EGFR	Epidermal Growth Factor-Rezeptor
ERα	Östrogenrezeptor α
ERβ	Östrogenrezeptor β
ERE	Estrogen Response Element
ERK	Extracellular signal-Regulated Kinase
FCS	Fetale Calf Serum

FREAK-1	Forkhead transcription factor-1
GF	Wachstumsfaktor (Growth Factor)
GH	Wachstumshormon (Growth Hormone)
GPCR	G-Protein-gekoppelten Rezeptors
Grb2	Growth-factor-Receptor-Bound protein 2
HB-EGF	Heparin-Binding Epidermal Growth Factor-like growth factor
HER	Humaner EGF Rezeptor
HSP90	Heat-Shock Protein 90
HSPG	Heparansulfat-Proteoglykan
IEG	Immediate-Early Gene
IGF-1	Insulin-like Growth Factor-1
IGFBP	Insulin-like Growth Factor Binding Protein
IL-1	Interleukin-1
IL-6R	Interleukin-6 Rezeptor
IP_3	Inositol 1,3,5-Trisphosphat
JAK2	Januskinase 2
JNK	c-Jun N-terminale Kinase
LBD	Liganden-bindende-Domäne
LIT	Latent infiltrative types
MAPK	Mitogen-activated Proteinkinase
MAPKK	Mitogen-activated Proteinkinase-Kinase
MAPKKK	Mitogen-activated Proteinkinase-Kinase-Kinase
MMP	Metalloproteinase
MYC	v-myc myelocytomatosis viral oncogene homolog
NF-κB	Nuclear Factor-κB
NOV	Nephroblastoma Overexpressed
PCOS	Polyzystische Ovarien
PDGF-A	Platelet-Derived Growth Factor A
pEGFR	Phosphorylierter Epidermal Growth Factor-Rezeptor
pErbB2R	Phosphorylierter ErbB2-Rezeptor
PI3K	Phosphatidylinositoltriphosphat-Kinase

PLC-γ	Phospholipase C-γ
PV	Prunella Vulgaris
pSTAT3	Phosphoryliertes Signal Transducers and Activators of Transcription 3
PTB	Phosphotyrosin-bindend
RNA	Ribonukleinsäure (Ribonucleic Acid)
RTK	Rezeptor-Tyrosin-Kinasen
SD	Standardabweichung
SEM	Standard Error of the Mean
SH2	Src-Homologie 2
siRNA	Small Interfering RNA
Sos	Son Of Sevenless
SP-1	Stimulating Protein-1
SRE	Serum Responsive Element
STAT	Signal Transducers and Activators of Transcription
STH	Somatotropes Hormon
TAD	Transaktivierende Domäne
TβRE	TGF-β Response Element
TGFα	Transforming Growth Factor α
TIMP1	Tissue Inhibitor of Metalloproteinase-1
TKI	Tyrosinkinase-Inhibitor
TSP-1	Thrombospondin Typ 1
VEGF	Vascular Endothelial Growth Factor
VWC	Von Willebrand Faktor Typ C
WISP-1 / -2 / -3	Wnt-Induced Secreted Protein-1 /-2 /-3

Tabellenverzeichnis

Tabelle 1: Zusammensetzung der Kulturmedien. 28

Tabelle 2: Zusammensetzung der verwendeten Moscona-Lösung. 28

Tabelle 3: Inkubationen im steroidefreien Medium. 30

Tabelle 4: Zusammensetzung des RT-Mastermixes. 33

Tabelle 5: Zusammensetzung des PCR-Mastermixes. 34

Tabelle 6: Auflistung der in der semiquantitativen PCR und quantitativen Real-time PCR verwendeten Primer. 34

Tabelle 7: Zusammensetzung des DNA-Laufpuffers und des TBE-Puffers. 35

Tabelle 8: Zusammensetzung des PCR-Mastermixes. 36

Tabelle 9: Auflistung der verwendeten Antikörper. 39

Tabelle 10: Zusammensetzung von Mowiol. 39

Danksagung

An dieser Stelle bleibt mir nur noch, mich bei all denen zu bedanken, die mich bei der Erstellung dieser Dissertation unterstützt haben und mir jederzeit zur Seite standen.

Zu allererst möchte ich einen besonderen Dank an meine Doktormutter Frau Prof. Dr. Elke Winterhager richten, die mir die Durchführung dieser Arbeit erst ermöglicht hat. Bedanken möchte ich mich nicht nur für Ihre fachspezifischen Ratschläge, sondern auch für die große Unterstützung und Geduld, die Sie mir entgegengebracht hat. Auch weit über meine Dissertation hinausgehend, konnte ich mit Ihrer Hilfe meinen Erfahrungsschatz maßgeblich erweitern.

Einen weiteren, großen Dank möchte ich Frau Dr. Isabella Gashaw für ihre zahlreichen Ideen und Tipps zuteil werden lassen. Ich bedanke mich außerdem für Ihre außerordentliche Geduld und Hilfsbereitschaft. Egal ob während der Arbeitszeiten oder, wenn es die Untersuchungen verlangten, auch abends und am Wochenende, sie stand mir immer mit Rat und Tat zur Seite. Danke dafür.

Außerdem möchte ich mich besonders bei Melanie Gemein für Ihren schier unendlichen Einsatz und jede Menge praktischer Tipps bedanken.

Den biologischen Doktorandinnen Betina van Fürden, Verena Mönckedieck, Caroline Sannecke, Jessica Wagner und Nadine Wolf danke ich für ein immerwährendes offenes Ohr und ihre große Hilfsbereitschaft.

Des Weiteren gilt mein Dank dem Laborteam und hierbei vor allem Gabi Sehn, die mir die von Ihr durchgeführten Western Blots freundlicherweise zur Auswertung zur Verfügung gestellt hat.

Dem gesamten Team der Arbeitsgruppe Winterhager, inklusive den anderen medizinischen Doktorandinnen und Doktoranden, danke ich für ein sehr freundliches Arbeitsklima, die zahlreichen Anregungen und die sowohl fachspezifischen, als auch einfach lustigen Unterhaltungen.

Zuletzt möchte ich einen besonderen Dank an meine Eltern richten, die mir mein Studium und damit auch diese Arbeit ermöglicht haben und mir jederzeit mit psychologischer Unterstützung zur Seite standen.

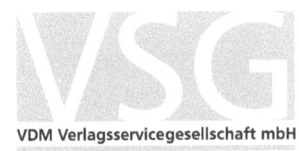

Die VDM Verlagsservicegesellschaft sucht für wissenschaftliche Verlage abgeschlossene und herausragende

Dissertationen, Habilitationen, Diplomarbeiten, Master Theses, Magisterarbeiten usw.

für die kostenlose Publikation als Fachbuch.

Sie verfügen über eine Arbeit, die hohen inhaltlichen und formalen Ansprüchen genügt, und haben Interesse an einer honorarvergüteten Publikation?

Dann senden Sie bitte erste Informationen über sich und Ihre Arbeit per Email an *info@vdm-vsg.de*.

Sie erhalten kurzfristig unser Feedback!

VDM Verlagsservicegesellschaft mbH
Dudweiler Landstr. 99
D - 66123 Saarbrücken
www.vdm-vsg.de

Telefon +49 681 3720 174
Fax   +49 681 3720 1749

Die VDM Verlagsservicegesellschaft mbH vertritt

 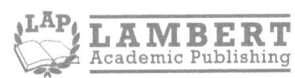 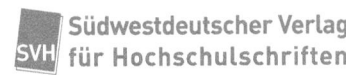

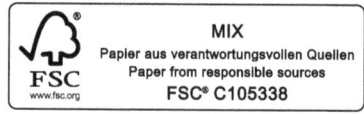

Printed by Books on Demand GmbH, Norderstedt / Germany